Ina und Vanessa
HOPE ON TOUR

INA UND VANESSA

HOPE *on* TOUR

Community EDITIONS

Achtung!

In diesem Buch werden Themen zu körperlicher und psychischer Gesundheit behandelt. Es werden auch Themen besprochen, die als Trigger wirken können, u. a. Krankheit, Depression oder Selbstmordgedanken. Die Inhalte sind ausschließlich zu Informationszwecken bestimmt und kein Ersatz für die Beratung und Behandlung durch professionell ausgebildete und anerkannte Fachärzt*innen.

Wenn es dir nicht gut geht – vor allem über eine längere Zeit –, nimm auf jeden Fall professionelle Hilfe an! Die erste Anlaufstelle dafür ist ärztliches Fachpersonal. Die Suche nach einer therapierenden Person, mit der du dich gut verstehst und die zu dir passt, kann zwar etwas Zeit in Anspruch nehmen, aber es lohnt sich.

Anlaufstellen

Die Nummer gegen Kummer
Für Kinder, Jugendliche, junge Erwachsene:
Per Telefon: 116 111, per E-Mail und Chat unter
https://www.nummergegenkummer.de/kinder-und-
jugendberatung/online-beratung
Für Eltern: 0800-111 0 550

Die TelefonSeelsorge®
Per Telefon unter 0800-111 0 111, 0800-111 0 222 oder 116 123,
per Mail und Chat unter https://online.telefonseelsorge.de

Lokale Anlaufstellen
In einigen Städten gibt es speziell eingerichtete Sorgen- bzw.
Krisentelefonnummern oder Beratungsstellen.

Dieses Buch ist für alle, die gerade harte Zeiten durchmachen – sei es, dass ihr euch verloren fühlt, von einem unerwarteten Schicksalsschlag getroffen wurdet oder ähnliche Herausforderungen erlebt. Möge es euch Trost spenden und zeigen, dass ihr nicht allein seid.

VORWORT:

Unser Leben, bevor alles anders wurde – **8**

KAPITEL 1:

Endlich Mamas! – Warten auf Livis Geburt – **12**

KAPITEL 2:

Der schicksalhafte 12. Juli – wie Vanessa den Tag erlebte – **18**

KAPITEL 3:

Der schicksalhafte 12. Juli – wie Ina den Tag erlebte – **28**

KAPITEL 4:

Über ein Leben entscheiden –
und ein neues Leben auf die Welt bringen – **40**

KAPITEL 5:

Ein neues Leben – erste Momente mit Liv
und das erste Wiedersehen mit Ina – **54**

KAPITEL 6:

Einmal Koma und zurück – Inas Rückkehr ins Leben – **60**

KAPITEL 7:

Meine Tochter! – Ina und Liv begegnen sich zum ersten Mal – **76**

KAPITEL 8:

Oh wow, ein Baby! – Vanessa lernt das Mamasein – **84**

KAPITEL 9:

Ein Schirmchen im Herzen – Erste Überlebensmaßnahmen – **92**

KAPITEL 10:

Fortschrittchen in der Reha – auf die Beine kommen – **98**

KAPITEL 11:

»Augen zu und durch!« – die dritte Operation – **112**

KAPITEL 12:

Social Media – Fluch und Segen – **122**

KAPITEL 13:

Der Weg aus der Überforderung –
Auch Vanessa braucht Hilfe und Hoffnung – **134**

KAPITEL 14:

Zurück zum Wir – Leben, Liebe und Paartherapie – **146**

KAPITEL 15:

Schlussstrich! – Neustart und Aufbruch ins neue Jahr – **152**

KAPITEL 16:

Zwischen Freude und Fremdeln – Ina kommt nach Hause – **160**

KAPITEL 17:

Im Hier und Jetzt – unser Leben heute – **172**

KAPITEL 18:

Was wir uns für die Zukunft erhoffen – ein Ausblick – **180**

Danksagung – **184**

Anlaufstellen – **187**

Über Coupleontour – **188**

HOPE
on
TOUR

Unser Leben, bevor alles anders wurde

»Hey ihr Lieben, wir sind Vanessa und Ina, und wir sind Mamas.« Wie oft sind wir diesen Satz bloß durchgegangen ... wir haben uns immer schon dabei gesehen, wie wir diesen Satz freudestrahlend in die Kamera sagen. Dabei haben wir uns vorgestellt, wie wir zusammen unseren Geburtsbericht aufnehmen und euch allen erzählen, wie es gelaufen ist. Denn bereits in unseren letzten zwei Büchern »Love on Tour« und »Together on Tour« haben wir euch auf unserer Reise mitgenommen und euch einen Einblick in unser Leben gegeben – haben euch an Höhen und Tiefen teilnehmen lassen. Wir haben euch erzählt, wie wir uns kennengelernt haben, am 26.11.2016 zusammengekommen sind, wie wir unser Coming-Out gestaltet und empfunden haben. Wir haben euch mitgenommen bei der Reise zu unserer Hochzeit und zu unserem Kinderwunsch.

Bekannt sind wir als Coupleontour auf Instagram, TikTok und YouTube. Dort teilen wir seit 2018 sehr viel aus unserem Leben – weil es uns Spaß macht. Dort haben wir auch Vermutungen angestellt, wann unsere Tochter wohl auf die Welt kommen würde. Ina dachte immer, dass die kleine Maus sich am 21. Juli auf den Weg macht, und Nessi vermutete, es wäre am 07. Juli. Wir haben so sehr darauf hingefiebert, alles perfekt geplant, und trotz–

dem kam alles anders. Wieso? Weil etwas passiert ist, woran keine von uns eine Sekunde lang gedacht hätte. Wir sind alle möglichen Szenarien durchgegangen: dass eine von uns eine Erkältung bekommt, dass wir zu lange ins Krankenhaus brauchen würden, dass unser Kind geholt werden muss, weil es zu lange im Bauch ist ... Aber daran, was wirklich passiert ist, nein, daran haben wir nicht gedacht.

Im Leben kommt alles anders, als man denkt. Wir sind Menschen, die gern und viel planen. Wenn es nach uns geht, würden wir die nächsten Jahre schon perfekt durchplanen. In der Realität ist das so aber nicht umsetzbar. Nicht umsonst gibt es das Sprichwort: »Wer zu früh plant, der plant doppelt.« Auch uns ist es durch einen unvorhersehbaren Vorfall so ergangen.

Wir nehmen euch in diesem Buch mit in unsere bisher schwierigsten Zeiten und erzählen euch, welche Ereignisse uns für eine lange Zeit aus der Bahn geworfen haben. Damit ihr alles gut verstehen könnt, erzählen wir die Ereignisse vor allem chronologisch. Trotzdem möchten wir das Thema für euch auch einordnen – indem wir z. B. die Frage klären, wie dieser Schicksalsschlag unseren Social-Media-Beruf beeinflusst und verändert hat.

KAPITEL 1

HOPE *on* TOUR

Endlich Mamas! – Warten auf Livis Geburt

WIR:

Es ist Juli 2022, und wir sind sehr aufgeregt. Der von der Frauenärztin errechnete Entbindungstermin ist der 17. Juli. Wie wird die Geburt? Werden wir alles schaffen? Wie wird unser Baby aussehen? Können wir jemals wieder schlafen? Werden wir gute Mamas?

Das sind alles Fragen, die wir uns in den vorangegangenen Monaten immer wieder gestellt haben. Dieses Gefühl in der Schwangerschaft ist atemberaubend! Jeder noch so kleine Tritt des Babys, jedes Ultraschallbild und jeder kleine Schmerz hat sich gelohnt, denn aus dem kleinen Mohnkorn ist schon eine ganze Wassermelone geworden. Und das Gewicht merkt Nessi am Ende auch – die letzten Tage in der Schwangerschaft sind äußerst anstrengend. Ina hat immer alles für sie gehoben und getragen, hat ihr die Schuhe gebunden und immer an Magnesiumtabletten gedacht, falls wieder ein Wadenkrampf kommt. Oh ja, die letzten vier Wochen sind echt anstrengend. Nessi muss nachts andauernd auf Toilette, weil ihre Blase gefühlt nur fünf Tropfen aufnehmen kann. Ihr Bauch ist so unglaublich groß, obwohl viele zu ihr sagen, »dass das noch gar nichts sei«. Jeder Schritt ist anstrengend, weil sie das Gefühl hat, irgendwas würde dabei nach unten drücken. Morgens wird sie häufig von Wadenkrämpfen geweckt. Dann holt Ina zur Linderung neben den Magnesiumtabletten schnell die Wadenwickel aus dem Nachtschrank.

Ina hat Wochen vorher schon den mintfarbenen Koffer gepackt. Sie hat bestimmt alle Websites zur perfekten Kliniktasche gelesen. Es ist einiges zusammengekommen, deswegen hat sie sich doch für einen Koffer statt einer Tasche entschieden. Den Inhalt hat sie so oft kontrolliert, dass sie ihn schon in- und auswendig kannte. Ina möchte, dass wir auf alles optimal vorbereitet sind: Selbst einen Taschenventilator hat sie besorgt, und Snacks, sehr viele Snacks. Inas große Aufregung ist der Grund, warum sie so viel Elan in den Inhalt der Kliniktasche gesteckt hat. Hätte sie gewusst, dass dies eines der letzten Dinge sein würde, die sie vor der Geburt für Nessa und das Baby macht, hätte sie noch einen Brief dazu gelegt … Aber natürlich ist Ina felsenfest davon überzeugt, dass sie bei der Geburt dabei sein wird. Wir sind so perfekt vorbereitet – das Kinderzimmer ist schon Anfang Juli fertig, wir haben bereits für zwei Wochen Essen vorgekocht und alles im Tiefkühler verstaut. Vom Babybett bis zum Sterilisator ist alles aufgebaut und einsatzbereit.

Jetzt warten wir also nur noch darauf, dass Olivia sich auf den Weg macht. Ja, Olivia. Genauer: Olivia Rose. Wie wir darauf gekommen sind? Wir haben eine witzige Namen-App ausprobiert. Ihr könnt euch das wie eine Dating-App vorstellen. Jede von uns hat einen Account und bekommt Namen angezeigt. Die Accounts lassen sich miteinander verbinden. So können wir unabhängig voneinander die Vornamen nach rechts »wegswipen«, wenn sie uns nicht gefallen. Und nach links wird gewischt, was uns zusagt. Am Ende haben wir eine Übersicht mit allen Namen bekommen, die wir beide gut finden. Und so haben wir nach zwei bis drei

Stunden App-Nutzung eine passende Liste zusammen. Darauf stehen mehr Mädchen- als Jungennamen, weil es uns schwerer fiel, Jungennamen zu finden, die uns beiden gefallen. Der Zweitname »Rose«, den wir englisch aussprechen werden, stand eigentlich schon fest, bevor wir uns auf die Suche nach einem ersten Namen gemacht haben. Wir wussten nur nicht, ob es Isabella Rose oder Olivia Rose wird. Eine kleine Bella oder eine kleine Liv? Im Endeffekt wird es Olivia – die Kombination hat uns beide direkt umgehauen. Wir haben den Namen gegoogelt und nicht viele Menschen gefunden, die so heißen. Dafür ist Olivia Rose auch eine Rosenart – und als wir das sehen, steht für uns fest: So wird unser Kind heißen, wenn es ein Mädchen ist! Einen Jungen hätten wir »Noah Emilian« genannt. Wir finden den Namen noch immer schön.

Wo waren wir stehen geblieben? Richtig, bei der perfekten Organisation. Ina hat alles perfekt vorbereitet – der Koffer ist schon drei Monate vorher gepackt, und dort ist alles drin, was man im Krankenhaus brauchen könnte – oder auch, um drei Wochen in der Wildnis zu überleben. Nessi hat in der Zeit alles Berufliche vorbereitet. Nach der Geburt wollen wir uns als kleine Familie eine Auszeit gönnen, um uns kennenzulernen. Deswegen haben wir Videos und Bilder vorproduziert, sodass wir theoretisch ein bis zwei Wochen nichts Neues erstellen müssen. Denn wir sind nun mal selbstständig – und wie sagt man so schön? Selbst und ständig. Urlaub, Elternzeit oder Krankengeld gibt es für Nessi nicht. Aber wir wollen uns nicht beschweren, denn wir lieben unseren Job und sind dankbar, ihn machen zu können. Aber wenn wir Freizeit ohne Kamera verbringen möchten, müssen wir vorher alles planen, damit wir genug Inhalte zum Veröffentlichen haben. Sonst verschwinden wir ein paar Tage komplett von der Bildfläche, und das würde sich für uns komisch anfühlen. Am Ende haben wir also genug Entwürfe vorbereitet, um nach hintenraus genug Zeit für uns als neue Familie zu haben.

Die letzten Tage vor der Geburt verbringen wir entspannt. Wir haben alle Termine und Treffen abgesagt und genießen die letzten zwei Wochen vor dem Entbindungstermin als Paar. Wir wissen: Ab Mitte Juli werden wir nie wieder nur zu zweit sein. Für jeden Tag suchen wir uns kleine Dates heraus – wir machen kurze Ausflüge, kochen, liegen auf der Couch und schauen so viele Folgen »Grey's Anatomy« hintereinander, dass wir schon Kopfschmerzen davon bekommen. Unsere Eltern hätten gesagt: Eure Augen sind schon ganz viereckig! Jeden Tag achten wir auf Zeichen: Geht es heute los? Bedeutet das Ziehen im Bauch etwas? Ina steht schon in den Startlöchern – das Krankenhaus ist circa 30 Minuten von uns entfernt. Hätten wir damals doch schon gewusst, dass wir dieses Krankenhaus nicht wegen der Geburt von Livi betreten würden …

KAPITEL 2

HOPE *on* TOUR

Der schicksalhafte 12. Juli – wie Vanessa den Tag erlebte

VANESSA:

Es ist der 12.07.2022. In der Nacht bin ich wieder mehrmals auf der Toilette und so langsam froh, wenn die Schwangerschaft bald vorbei ist. Es ist eine so schöne Schwangerschaft, und ich habe kaum Beschwerden – bis auf die sichtbaren Adern an den Beinen, häufigen Harndrang und ständiges Aufstoßen. Ich bin so aufgeregt und unglaublich glücklich. Wir haben viele tolle Schwangerschaftsbilder gemacht, und ich will einfach nur wissen: Wie wird Liv wohl aussehen und wie wird sie so sein? Eine ungefähre Vorstellung haben wir nur durch die Ultraschallbilder.

Natürlich habe ich mir sehr viele Gedanken darüber gemacht, wie die Geburt ablaufen wird, und einen virtuellen Geburtsvorbereitungskurs absolviert. »Tief in den Bauch einatmen und durch die Nase aus«. Ich habe jeden Tag etwa zehn Minuten lang meine Atemübungen gemacht und mich dabei neben Ina selbst ein bisschen verrückt gemacht.

An diesem Morgen hat Ina die Idee, noch einmal ihre Oma zu besuchen. Wir wissen nicht, wann Livi sich auf den Weg machen wird und wann wir dann Inas Oma das nächste Mal wiedersehen.

Aber vorher wartet noch ein Baustellentermin. Denn im Mai 2022 haben wir den Kredit für unser Haus unterschrieben. Wir haben sehr lange gesucht und waren hin- und hergerissen zwischen Eigentumswohnung, Haus kaufen und Haus bauen. Letzteres haben wir nicht gemacht, weil wir uns das nicht zutrauen. So ein ganzes Bauprojekt ist eine Verantwortung, die wir zu diesem Zeitpunkt nicht übernehmen möchten. Also haben wir jeden Tag auf Immobilienseiten nach Wohnungen und Häusern geschaut, die zum Kauf angeboten werden. Wer sich den aktuellen Immobilienmarkt anschaut, merkt schnell, wie schwer es ist, etwas zu finden, das einem rundum gefällt und das man sich ansatzweise leisten kann. Die guten Angebote sind außerdem schnell wieder weg vom Markt. Deswegen haben wir uns jeden Tag immer sofort benachrichtigen lassen, wenn etwas Neues inseriert wurde. Im März 2022 haben wir dann ein sehr interessantes Haus gefunden. Der Bau hatte gerade erst begonnen, und die Planungen dafür standen schon fest, sodass es nach Fertigstellung schlüsselfertig übergeben wird. Das war damals für Dezember 2022 angedacht. Kleinigkeiten wie Steckdosen, Wandfarbe, Fliesen etc. durften wir noch anpassen lassen. Wir können ein bisschen mitentscheiden, aber die große Verantwortung wird uns abgenommen, da es im Großen und Ganzen durchgeplant ist. Das Haus war perfekt!

Doch dann standen wir vor der nächsten Hürde: Wie kommen wir an einen Kredit? Wir sind beide selbstständig. Mehrere Banken, bei denen wir uns vorgestellt haben, erteilten uns Absagen. Als Selbstständige, noch dazu in einem so »unsicheren« Berufsfeld, ist es nicht einfach. Was ist, wenn morgen keiner mehr unsere Videos schaut? Wenn es die sozialen Netzwerke nicht mehr gäbe? Dann hätten wir keinen Job mehr und könnten die Kreditrate nicht bezahlen. Also mussten wir bei den Banken Businesspläne vorlegen und unseren Plan B darlegen. Wir beide haben einen Masterabschluss, Ina in Kommunikationswissenschaften und ich in Wirtschaftspsychologie. Mit diesen »abgeschlossenen« Ausbildungen zog eine Bank es in Erwägung, uns bei unserem Vorhaben zu unterstützen. Denn falls Social Media irgendwann nicht mehr funktionieren sollte, könnten wir in Berufe gehen, die mit unserem Studium möglich sind.

So konnten wir die Bank überzeugen – und hatten noch Glück mit den Zinsen. Es dauerte dann auch nicht lange, und wir konnten den Kreditvertrag unterschreiben. Anschließend ging es direkt zum Notariat, und der Hauskauf war offiziell. Das war am 30. Mai 2022. Wir hatten wirklich ein Haus gekauft – wow!

Zu dieser Baustelle fahren Ina, meine Eltern und ich an diesem Tag – am 12. Juli 2022. Die zweite Etage steht nun im Rohbau, und wir können auf eine klappernde Leiter steigen, um uns den Fortschritt anzuschauen. Ich traue mich aber nicht auf das Gerüst – so hochschwanger wie ich bin.

Na gut, vielleicht hält mich auch meine Höhenangst davon ab. Deswegen steigt Ina gemeinsam mit meinem Stiefvater hoch und betrachtet staunend, was einmal unser Zuhause werden soll. Es ist so schön zu sehen, wie stolz Bubu dort oben steht. Ich habe dieses Bild heute noch vor Augen. Bubu ist übrigens ein Kosename, den wir uns beide gegeben haben. Später soll der Elektriker kommen, um mit uns den Steckdosenplan zu besprechen. Damit es für Inas Oma nicht zu spät wird, fährt Ina schon mit unserem Auto los, während meine Eltern und ich die restlichen Sachen besprechen.

In der Zeit, die Ina bei ihrer Oma verbringt, gehe ich eine große Runde mit meiner Mutter spazieren. Ich erinnere mich noch genau, worüber wir gesprochen haben: über meine Vorfreude und Ängste in Bezug auf die Geburt und über unseren geplanten Urlaub im Oktober 2022, den wir dann mit ihrem Enkelkind alle zusammen machen wollen. Bevor wir nach Hause gehen, machen wir einen Abstecher zum Supermarkt und kaufen eine Wassermelone für mich. Denn darauf habe ich während der gesamten Schwangerschaft Heißhunger. Ich glaube, im Sommer habe ich jeden Tag eine ganze gegessen. Kein Wunder, dass Livi so viel wie eine Wassermelone gewogen hat!

Am Abend wollen wir Sushi bestellen, für mich natürlich vegetarisch. Wir übertreiben maßlos. Ich glaube, meine Augen sind größer als mein Bauch gewesen. Da Ina noch bei ihrer Oma ist, schreibe ich ihr, damit sie da ist, wenn das Essen eintrifft. Um 17:06 Uhr schreibt Bubu mir noch: »Bin in 10 min da«. Das ist unsere letzte Whatsapp-Nachricht, bevor uns das Schicksal einholt …

Als Bubu bei meinen Eltern ankommt, um ca. 17:30 Uhr, ist das Essen noch nicht da. Ina sagt, dass sie noch kurz Sport machen will, weil sie sich über den Tag so wenig bewegt hat. Wenn ihr uns auf Social Media verfolgt, wisst ihr vielleicht: Wir haben fast jeden Abend gemeinsam 30 bis 45 Minuten Sport gemacht.

Ich habe an diesem Abend wenig Lust, aber will Bubu nicht allein lassen, also begleite ich sie nach oben. Dort haben meine Eltern einen kleinen Fitnessraum mit Laufband und Matten eingerichtet. Ich gehe aufs Laufband, stelle es auf eine langsame Geschwindigkeit ein, während Ina ein Bauchmuskel-Workout auf ihrem Handy aussucht. Sie legt sich auf die Matte und fängt an, die ersten Sit-Ups zu machen, während ich ein paar Schritte auf dem Laufband gehe.

Nach ein paar Sekunden schaut Ina mich an. Ihre linke Gesichtshälfte »hängt«, und sie sieht sehr erschrocken aus. Dieses Bild werde ich niemals vergessen, und auch heute habe ich es noch vor Augen. In diesem Moment denke ich zuerst, dass sie einen Spaß macht.

»Geht's dir gut, Bubu?«, frage ich sie. Sie antwortet nicht.

»Bubu, mach doch kurz eine Pause.« Ohne etwas zu sagen, drückt sie auf dem Handy auf Pause.

»Soll ich dir etwas Wasser holen?«

Wieder bekomme ich keine Antwort. Sie schaut weiter erschrocken, und ich habe das Gefühl, dass sie weder etwas sagen noch ihren Körper bewegen kann. Irgendetwas stimmt hier ganz und gar nicht.

Schnell renne ich zum Balkon und rufe nach meiner Mutter, die draußen im Garten mit Blumengießen beschäftigt ist. Sofort kommt sie nach oben. Ina liegt regungslos auf der grünen Sportmatte, und ich halte ihre Hand.

Währenddessen wähle ich den Notruf mit Inas Handy. In meinem Kopf ist alles völlig durcheinander, und ich suche nach Worten. Trotzdem schaffe ich es, die Situation zu schildern. Ich weiß, dass Ina Symptome eines Schlaganfalls hat, und gebe das direkt weiter. Allerdings scheint mich der Mann am anderen Ende der Leitung nicht so ernst zu nehmen und erwidert, dass es sicher nur ein Krampfanfall sei, weil Ina noch so jung ist. Ein Krankenwagen sei in der Nähe und würde in den nächsten 15 Minuten eintreffen.

In dieser Zeit verschlimmert sich Inas Zustand immer weiter. Sie kann sich kaum noch bewegen und bittet meine Mutter immer wieder, ihr etwas zu trinken zu geben. Aber der Mitarbeiter in der Notrufzentrale hat mir geraten, dass sie nichts trinken soll, damit sie sich nicht verschluckt. Meine Mutter ist die ganze Zeit bei Ina und hält ihre Hand. Sie nimmt ihr den Schmuck ab und versucht sie zu beruhigen: »Mach dir keine Sorgen. Alles wird gut. Ich passe auf Nessi und Livi auf, mach dir keine Gedanken!«

Ich bin voller Panik und fühle mich, als bekäme ich keine Luft mehr. Aufgeregt laufe ich hin und her, renne die Treppe hinunter und frage mich, wann der Krankenwagen endlich kommt.

Auweia, ich muss sagen, beim Schreiben laufen mir einige Tränen übers Gesicht. Mein ganzer Laptop ist voll. Es tut so gut, alles niederzuschreiben, aber gleichzeitig auch so weh, sich in diesen Tag wieder hineinzuversetzen. Ich denke nicht gern daran zurück und habe immer einen großen Kloß im Hals, als würde jemand meine Kehle zuschnüren …

Ich schließe das Tor vor dem Haus auf, aber es ist kein Krankenwagen in Sicht. Ich renne wieder nach oben.

»Mama, wann kommen die denn endlich?! Passt du auf Ina auf?«
Die Angst steht ihr ins Gesicht geschrieben, und auch Ina laufen zwei
Tränen über die Wangen. Hat sie Schmerzen? Tut ihr etwas weh? Was ist
bloß los ...?
Nach 15 Minuten kommt endlich der Krankenwagen mit drei Sanitätern.
Sie eilen nach oben zu Ina und geben ihr eine Spritze. Dann stellen sie ihr
Fragen: »Können Sie ihr linkes Bein bewegen?« Ina antwortet mit ja, aber
da ist keine Bewegung ... Die Sanitäter untersuchen sie weiter, dann holen
sie eine Trage und befördern sie in den Krankenwagen. Schnell suche ich
Inas Versicherungskarte heraus und gebe sie einem der Sanitäter. Ich frage ihn, ob ich mitfahren darf, aber er lehnt ab. Die Wagentüren schließen
sich, und der Krankenwagen fährt los. Um 18:34 Uhr kommen sie an der
Rettungsstelle an. Zu gleichen Zeit ist unsere Sushibestellung da.
Aber ich kann nichts essen. Ich will kein Sushi, ich will Ina! Doch Ina ist
nicht da. Erst nach zwei Stunden bekommen wir eine erste Auskunft. Mir
wird mitgeteilt, dass es sich um einen Schlaganfall handelt, der von einem
Blutgerinnsel verursacht wurde. Ina sei gerade im OP, wo ein Arzt daran
arbeite, es aufzulösen. Erst im Nachhinein werden wir erfahren, dass das
auf Anhieb nicht so funktioniert hat wie erhofft. Das Blutgerinnsel war
sehr groß, sodass es zunächst nicht komplett aufgelöst werden konnte.
Der Arzt hat fünf Stunden lang damit gekämpft, bis die OP letztendlich
gelang. Das sind alles Informationen, die ich erst Monate später erhalte.
An jenem Abend aber bekomme ich keinen weiteren Anruf mehr. Um 23
Uhr falle ich fix und fertig bei meiner Mutter ins Bett. Bevor ich einschla-
fe, bemerke ich, dass mein Schleimpfropf abgegangen ist. Ein Zeichen
dafür, dass die Geburt wahrscheinlich bald stattfinden wird ...

WIE DU EINEN SCHLAGANFALL ERKENNST –
UND WAS DU DANN TUN MUSST

Jede Minute zählt! Bemerkst du folgende Symptome eines Schlaganfalls, rufe ohne zu zögern die 112 an!

— **Sehstörung**
— **Sprachstörung**
— **Lähmung, Taubheitsgefühl**
— **Schwindel mit Gangunsicherheit**
— **Sehr starker Kopfschmerz**

Mit dem **FAST-Test** prüfst du, ob ein Schlaganfall vorliegt:

Face (Gesicht): Bitte die betroffene Person zu lächeln. Hängt ein Mundwinkel herab? Ein Zeichen für eine Halbseitenlähmung.

Arms (Arme): Bitte dein Gegenüber, die Arme nach vorne zu strecken und die Handflächen nach oben zu drehen. Können nicht beide Arme gehoben werden? Sinkt ein Arm oder dreht er sich? Ein Zeichen für eine Lähmung.

Speech (Sprache): Lass die Person einen einfachen Satz nachsprechen. Klappt das nicht? Klingt die Stimme verwaschen? Ein Zeichen für eine Sprachstörung.

Time (Zeit): Wähle sofort die 112! Je später die betroffene Person ins Krankenhaus kommt, desto wahrscheinlicher ist es, dass sie stirbt oder ihr Gehirn bleibenden Schaden nimmt.

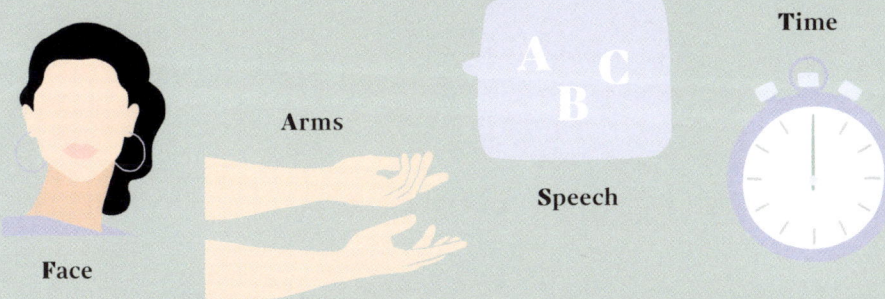

Face   Arms   Speech   Time

**WÄHREND DU AUF DEN NOTARZT WARTEST,
LEISTE WICHTIGE SCHRITTE ZUR ERSTEN HILFE:**

— Lass die betroffene Person nicht allein. Beruhige sie und sage, dass Hilfe unterwegs ist.

— Wegen möglicher Schluckstörung solltest du darauf verzichten, der Person etwas zu trinken zu geben oder Medikamente zu verabreichen. Die Kleidung der Person sollte gelockert werden, um die Atmung zu erleichtern.

— Achte auf Atmung und Puls. Ist die betroffene Person bewusstlos, positioniere sie in der stabilen Seitenlage, um die Atemwege frei zu halten.

— Sollte es zu einem Herz- oder Atemstillstand kommen, zögere nicht, mit der Herz-Lungen-Wiederbelebung zu beginnen.

Diese Maßnahmen können entscheidend sein, um die Situation der betroffenen Person zu stabilisieren und Zeit zu gewinnen, bis professionelle medizinische Hilfe eintrifft.

KAPITEL 3

HOPE *on* TOUR

Der schicksalhafte 12. Juli – wie Ina den Tag erlebte

INA:

Unser Tag startet etwas chaotisch, denn wir müssen noch eine Kooperation abdrehen. Mit der Marke arbeiten wir schon sehr lange zusammen, deshalb kann ich das allein erledigen, damit Nessi sich noch etwas ausruhen kann. Wir haben für den Tag nicht viel geplant, also bleibt etwas Zeit für Entspannung. Gesagt, getan: Ich brühe mir einen Kaffee auf und rufe meine Omi an. Sie freut sich sehr über meinen Anruf und erzählt mir, dass sie traurig ist, weil wir uns schon länger nicht gesehen haben. Das stimmt auch mich betrübt, also schaue ich in den Kalender und beschließe kurzerhand, noch am gleichen Tag zu ihr zu fahren.

Mit unserem Hund Charly mache ich mich auf den Weg zu ihr und kaufe unterwegs noch einen Blumenstrauß an der Tankstelle. Meine Omi freut sich riesig, und mich macht unser Wiedersehen genauso glücklich. Ihr müsst dazu wissen: Meine Omi war immer für mich da und ist einer der wichtigsten Menschen in meinem Leben. Ich wünschte, ich hätte sie für immer … bzw. Liv hätte sie für immer auch als Omi, so wie ich. Charly stürmt durch ihre Wohnung, und natürlich hat sie Leckerlis für ihn da. Anschließend gibt es frischen Kaffee und natürlich selbstgebackene Kekse, mit denen wir uns ins Wohnzimmer auf die Couch setzen. Meine Omi hat so eine typische Omi-Wohnung mit Schrankwand, Sofa mit Muster, Kristallzeug in der Vitrine – eine Omi wie aus dem Lehrbuch eben.

Omi und ich machen es uns also gemütlich und reden über Gott und die Welt. Ich erinnere mich, dass sie mir süße Geschichten von meinem Vater erzählt aus der Zeit, als dieser noch klein gewesen ist. Ich bin an diesem Tag sehr aufgeregt, wann die Geburt von Liv losgehen wird und wie die kleine Maus sein wird. Jedes Mal, wenn ich eine Nachricht bekomme, stürze ich mich aufs Handy, weil ich denke, dass es Nessi mit Updates sein könnte. Sie hat aber keine Neuigkeiten, sondern vermisst mich nur und möchte, dass ich wiederkomme. Wir machen aus, dass wir später ihre Eltern besuchen und gemeinsam Sushi bestellen. Ich werde also von Omi direkt nach Hause fahren, Nessi einsammeln und weiter zu ihren Eltern fahren.

Bei meiner Omi bleibe ich nicht mehr allzu lange und packe meine Sachen zusammen, während sie ihren Strauß anschneidet und ein Foto macht. Im Aufzug nach unten merke ich, dass Charly nicht besonders ausgelastet ist und eine große Runde oder Toben vertragen könnte. Er ist ganz wild an der Leine und nicht begeistert, als ich ihn wieder ins Auto packe und anschnalle.

Dass Nessi mich vermisst, merke ich immer daran, dass sie viel schreibt. Deshalb versuche ich, mich zu beeilen, und antworte ihr vom Auto aus. Zu keinem Zeitpunkt ist mir klar, dass ich diese Autobahn für einige Monate das letzte Mal sehe. Ich gerate in einen Stau und bin genervt, weil es nicht weitergeht. Nessi versucht, eine Route zu finden, auf der ich schneller bin, aber auch sie hat keinen Erfolg. Also tuckere ich durch den Stau und werde innerlich immer gestresster. Um mich abzulenken, rufe ich bei meiner Familie und Co. an. Auf Fahrten telefoniere ich sehr gern, denn erstens freuen sich die Personen, dass man sich bei ihnen meldet, und zweitens fühlt man sich nicht so einsam.

Als ich mit Verspätung zu Hause ankomme, drückt mir Bubu einen innigen Kuss auf die Lippen - sie hat mich wirklich vermisst. Schnell machen wir uns etwas frisch, und schon sind wir auf dem Weg zu meinen Schwiegereltern. Ich nehme eine kurze Hose und einen Sport-BH mit. Nach einem ganzen Tag, an dem ich fast nur gesessen habe, will ich mich noch bewegen. Bei Nessis Eltern werden wir wie immer sehr herzlich empfangen. Charly und ich gehen erst einmal raus in den Garten, damit er etwas toben kann. Weil er gern apportiert, habe ich extra ein Spielzeug mitgenommen – und sein wedelndes Schwänzchen verrät mir, wie sehr er sich über die Spieleinheit freut. Drinnen wird schon heiß die Sushi-bestellung diskutiert. Bubu hat eine große Platte gefunden und diese als Menü bestellt.

Wir freuen uns alle schon sehr auf das Essen, doch es wird noch min-destens eine Stunde dauern, bis es geliefert wird. Solange will ich noch meine tägliche Sporteinheit machen. Ich habe nämlich einen Trainings-plan, bei dem ich jeden Tag ein Pamela-Reif-Workout absolviere. In-zwischen bin ich bei den 45 Minuten angelangt – und sehr stolz darauf, wenn ich an die ersten Workouts denke, bei denen ich nach zehn Minuten platt war. Mein Ziel sind definierte Bauchmuskeln, meine Arme sind da schon echt stark. An diesem Tag ist mir natürlich nicht bewusst, dass es mir später einmal sehr helfen wird, mich so fit zu halten. Und auch nicht, dass ich das letzte Mal für sehr viele Monate Bauchtraining machen werde.

Zuerst gehe ich aufs Laufband und mache eine Runde schnelle Schritte, um mich etwas aufzuwärmen. Anschließend beginne ich mit dem ersten Video. Ich werde nie vergessen, welches Lied läuft. Ich starte also mit den ersten Bauchübungen, und alles ist wie immer: Ich fühle mich gut, schaue auf meine hellblaue Sporthose und sehe mich im Spiegel – der Anblick gefällt mir. Unten lachen die anderen und unterhalten sich - ich weiß, dass ich nicht allein bin. Dann kommt Bubu zu mir hoch, um mir

Gesellschaft zu leisten und sich ein bisschen neben mir zu bewegen. Wir reden etwas, und ich mache mit meinem Video weiter.

Auf einmal empfinde ich ein völlig eingeengtes Gefühl im Hals, und meine Kehle ist wie zugeschnürt. Ich denke mir zuerst nichts dabei, weil ich mich kenne: Beim Sport gebe ich oftmals alles und übertreibe gelegentlich etwas. Nach kurzer Zeit merke ich jedoch, dass das beklemmende Gefühl nicht weggeht, und gerate in Panik. Ich bitte Bubu um ein Glas Wasser, denn ich habe vergessen, mir etwas zu trinken mitzubringen. Sie stürmt direkt los und kommt mit Wasser zurück. Ich nehme ein paar Schlucke, aber mein Zustand verändert sich nicht. Ich fühle mich komisch, ohne aber auch in diesem Moment noch nichts.

Plötzlich bemerke ich Panik in Bubus Augen, sie ruft nach ihrer Mama. Dass Nessa mich gefragt hat, wie es mir geht und was mit mir los ist, weiß ich nicht mehr. Ich erinnere mich nur noch, dass ich ihre Mutter gebeten habe, meinen Schmuck vom Hals abzunehmen, weil mir alles zu eng ist. Das sind meine letzten Erinnerungen. Was danach passiert ist, kenne ich nur aus Erzählungen von anderen.

DIE NOTOPERATION

Als Neurologin im BG Klinikum Unfallkrankenhaus Berlin konnte ich Ina während ihres sehr langen Aufenthaltes bei uns im Hause auch psychiatrisch und psychotherapeutisch begleiten.

In der Frühbesprechung am 13. Juli 2022 erfuhr ich von Inas Zustand. Zuvor gab es auch einen Austausch mit den Neuroradiologen. Es gibt viele tragische Fälle, aber nur sehr selten ist eine so junge Frau so schwer betroffen. Dieses Mädchen, dessen lange blonde Haare abrasiert worden waren und das mit halb entfernten Schädelknochen vor mir lag, wirkte sehr hilflos und verloren – ein Bild, das tief berührt und selbst erfahrene Ärzt*innen nicht unbeeindruckt lässt. So ein Anblick ist besonders bewegend, wenn man selbst eine Tochter im gleichen Alter hat.

Ina erreichte am 12. Juli 2022 über den Rettungswagen den Schockraum, wo nach der Durchführung einer Computertomographie (CT) mit Darstellung der hirnzuführenden Gefäße sehr schnell die Diagnose eines Schlaganfalls gestellt wurde. Sie wurde sofort in den Operationssaal gebracht, denn es durfte keine Zeit verloren werden. Der Schlaganfall ereignete sich um 17:30 Uhr – bereits um 19:00 Uhr befand sich Ina auf dem Operationstisch. In dieser Phase übernahmen die Neuroradiologen im Operationsraum. Ina hatte das Glück, von einem der besten Neuroradiologen behandelt zu werden, der an diesem Tag Dienst hatte und auf komplizierte Fälle spezialisiert ist.

Der Schlaganfall wurde bei Ina durch ein Blutgerinnsel verursacht, das ein großes Gefäß (eine Arterie) im Gehirn vollständig blockierte. Das Blutgerinnsel war am Herzen entstanden und über die Hauptschlagader in den Blutkreislauf gelangt. Dieses große Gefäß verzweigt sich auf dem Weg ins Gehirn mehrfach, wobei das Lumen (der Durchmesser) immer enger wird. Dann kann es passieren, dass das Gefäß irgendwann zu eng für den Klumpen ist und er stecken bleibt.

In Inas Fall war das Gefäß an einer Verzweigung verstopft, was als T-Gabelverschluss bezeichnet wird. Wenn ein Gefäß auf diese Weise verschlossen wird, kann kein Blut mehr in die nachfolgenden Bereiche des Gehirns fließen, und die Hirnzellen sterben ab. Blutgerinnsel sind zunächst noch weich und werden später hart, vergleichbar mit dem Prozess, wenn sich Schorf auf einer Hautwunde bildet. Solange ein Gerinnsel noch frisch ist, also weniger als zwei bis viereinhalb Stunden alt, besteht noch die Möglichkeit, es wieder aufzulösen. Der erste Behandlungsansatz ist die Verabreichung eines starken Blutverdünners, der systemisch, also im ganzen Körper wirkt. Wenn das Gerinnsel jedoch groß und lang ist und an einer komplexen Stelle wie einer Gabelung liegt, kann es schwierig sein, es vollständig aufzulösen. In Inas Fall wurde zunächst versucht, mit Blutverdünnern zu arbeiten, doch aufgrund der Größe und Lage des Gerinnsels musste so schnell wie möglich ein mechanischer Eingriff erfolgen.

Für diesen Eingriff, die sogenannte Thrombektomie, wird ein komplexer Katheter durch ein Gefäß in der Leiste bis ins Gehirn an die betroffene Stelle vorgeschoben. Dieser Draht, an dessen Spitze eine Art Spirale angebracht ist, dient dazu, das Gerinnsel zu greifen und mit einer Art »Mini-Staubsauger«, der neben dem Draht angebracht ist, aufzusaugen. Bei Ina war der Thrombus, also der Blutklumpen, außergewöhnlich lang und erstreckte sich über mehrere Abzweigungen, was den Eingriff zusätzlich erschwerte und riskant machte.

Bei einem solchen Eingriff kann es zu mehreren Komplikationen kommen. Das Gehirn wird durch die fehlende Blutzufuhr stark gereizt. Dies kann zu Spasmen, also Krampfanfällen in den Gefäßen führen. Beim Versuch, weitere Gerinnselteile zu entfernen, besteht ein hohes Risiko, ein Gefäß zu beschädigen und so eine Hirnblutung zu verursachen. Wenn die Entfernung der

Blutgerinnsel sehr viel Zeit in Anspruch nimmt und das Gehirn dadurch über längere Zeit nicht mit ausreichend Blut versorgt wird, besteht das Risiko, dass man den Operationssaal mit einer Schwerbehinderung verlässt oder unter Umständen sein Leben lang beatmet werden muss.

Auch wenn die Thrombektomie bei Ina eine große Herausforderung war, gab der Neuroradiologe nicht auf und konnte nach circa fünf Stunden die Blutgerinnsel nahezu vollständig entfernen. Normalerweise treten Schlaganfälle bei älteren Menschen, etwa ab Mitte 50, auf. Die meisten Patienten mit Schlaganfall sind sogar noch deutlich älter, oft zwischen 80 und 90 Jahre alt. Die Tatsache, dass Ina so jung war, machte ihren Fall besonders dringend und motivierte das Team zusätzlich, alles in ihrer Macht Stehende zu tun. Die Prognose für junge Patienten wie Ina ist in der Regel besser als für ältere Menschen, da das Gehirn noch eine gewisse Plastizität aufweist und sich nach einem Schlaganfall besser anpassen und regenerieren kann.

Dr. med. Marie Diederichs
Oberärztin Klinik für Neurologie mit Stroke-Unit und Frührehabilitation Neurologie, BG Klinikum Unfallkrankenhaus Berlin

WIE KOMMT ES ZU EINEM SCHLAGANFALL?

Ein Schlaganfall (auch Hirnschlag genannt) ist eine lebensbedrohliche Herz-Kreislauf-Erkrankung, die durch eine plötzliche Durchblutungsstörung im Gehirn ausgelöst wird. Es gibt zwei Hauptursachen dafür:

1. Gefäßverschluss (Hirninfarkt)

In den meisten Fällen, genauer gesagt bei über 80 %, wird ein Schlaganfall durch die Blockade einer Arterie im Gehirn verursacht. Bei Personen unter 50 Jahren tritt dies jedoch nur in 50 % der Fälle auf. Die Hauptursache dafür ist eine Arterienverkalkung in den Gefäßen des Gehirns oder in den Arterien, die das Gehirn mit Blut versorgen. Ein sich lösendes Blutgerinnsel kann dazu führen, dass eine bereits verengte Stelle komplett verschlossen wird.

2. Blutung im Gehirn (Hirnblutung)

Von einer Hirnblutung spricht man, wenn ein (oft durch eine Arterienverkalkung vorgeschädigtes) Gefäß im Gehirn platzt und Blut unter hohem Druck ins umliegende Hirngewebe eintritt. Die Ursache ist meistens Bluthochdruck.

Sowohl beim Hirninfarkt als auch bei der Hirnblutung wird die Blutzufuhr zu bestimmten Teilen des Gehirns gestört. Dies führt dazu, dass diese Gehirnbereiche nicht genügend Sauerstoff und Nährstoffe erhalten. In der Folge können Gehirnzellen absterben. Dies kann zu Lähmungen oder Problemen mit der Sprache führen.

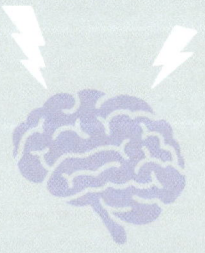

SCHLAGANFALL IN ZAHLEN

Heutzutage sterben in Deutschland nur noch halb so viele Menschen wie vor 25 Jahren an einem Schlaganfall. Trotzdem bleibt der Schlaganfall (nach Herzinfarkt und Krebs) in Deutschland die dritthäufigste Todesursache.

Ein Schlaganfall kann Menschen jeden Alters treffen, von Neugeborenen bis hin zu Senior*innen. Allerdings nimmt das Risiko, einen Schlaganfall zu erleiden, mit dem Alter zu. Rund **die Hälfte** aller Schlaganfälle ereignet sich bei Personen, die älter als **75 Jahre** sind, und fast **80 %** der Schlaganfälle betreffen Menschen über **60 Jahre**. Dennoch sind auch jüngere Altersgruppen betroffen: Etwa **30.000 Menschen** unter 55 Jahren erleiden jährlich einen Schlaganfall, und die »Stiftung Deutsche Schlaganfall-Hilfe« berichtet, dass jedes Jahr bei mindestens **300 Kindern** ein Schlaganfall diagnostiziert wird.

Pro Jahr erleiden bis zu **270.000 Menschen** in Deutschland einen Schlaganfall – rund **200.000** davon zum ersten Mal, **70.000** zum wiederholten Mal.

Die Folgen eines Schlaganfalls sind gravierend: Jede fünfte Person stirbt in den ersten Wochen nach dem Ereignis. Bis zu **40 %** aller Schlaganfallpatient*innen sterben innerhalb des ersten Jahres, und nach fünf Jahren leben noch durchschnittlich **55 %**.

Schlaganfälle sind die häufigste Ursache für dauerhafte Behinderungen in Deutschland. Ein Jahr nach dem Schlaganfall sind etwa **64 %** der Überlebenden auf Pflege angewiesen.

WIE IST UNSER GEHIRN AUFGEBAUT, UND WELCHES AREAL IST WOFÜR ZUSTÄNDIG?

Vorstellbar wie zwei Fäuste nebeneinander und mit rund 1,5 Kilogramm auf der Waage: Unser Gehirn erinnert mit seinen gefalteten Oberflächen und den tiefen Rillen dazwischen stark an eine übergroße Walnuss.
Das Großhirn, unser größter Gehirnteil, teilt sich in zwei Hälften: rechts und links. Diese sind zwar durch eine Rinne voneinander getrennt, aber dank eines Nervenbündels, dem sogenannten Balken, eng miteinander verkabelt und im ständigen Austausch. Jede dieser Hälften ist noch einmal in sechs Bereiche mit unterschiedlichen Funktionen aufgeteilt.
Das Großhirn ist unser Kontrollzentrum für Bewegungen und Sinneseindrücke. Hier entstehen bewusste und unbewusste Handlungen und Gefühle. Außerdem laufen hier die Fäden für Sprache, das Gehör, unsere Intelligenz und das Erinnerungsvermögen zusammen.

Längst haben Wissenschaftler den Mythos entkräftet, dass die linke Gehirnhälfte nur fürs Logische und die rechte nur fürs Kreative zuständig ist. Tatsächlich braucht es beide Seiten, um komplexe Aufgaben zu meistern. Zum Beispiel: Wörter werden links erkannt, aber ihren Klang und ihre Bedeutung fängt die rechte Seite auf.
Interessanterweise steuert die rechte Seite des Gehirns die linke Körperhälfte und umgekehrt. Durch diese Überkreuzung kann bei einem Schlaganfall eine Schädigung der linken Gehirnhälfte Lähmungen auf der rechten Körperseite verursachen.

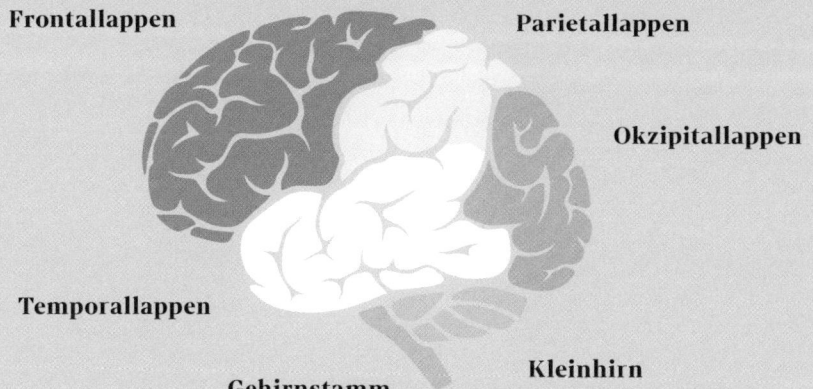

Frontallappen

u. a. zuständig für Denkprozesse, Persönlichkeit, Sprachproduktion, Motorik

Temporallappen

u. a. zuständig für Sprachverständnis, Hören, Gleichgewichtssinn

Parietallappen

u. a. zuständig für räumliches Denken, Schmerz, Zahlenverständnis

Okzipitallappen

u. a. zuständig für visuelle Wahrnehmung, Verarbeitung von Gedanken

Kleinhirn

u. a. zuständig für Bewegungsabläufe und Koordination

Hirnstamm

u. a. zuständig für Steuerungen von Herzfrequenz, Blutdruck, Atmung

KAPITEL 4

HOPE on TOUR

Über ein Leben entscheiden – und ein neues Leben auf die Welt bringen

VANESSA:

»Akute Hirninfarkte im gesamten Stromgebiet der Aa. Cerebri media et anterior rechts ICD l63.4.« Diese Diagnose wird mir am nächsten Morgen, am 13. Juli 2022, telefonisch mitgeteilt. Ich soll schnellstmöglich ins Krankenhaus kommen, weil ich eine Entscheidung treffen muss. Welche Entscheidung das ist, wird mir nicht gesagt.

DIE DIAGNOSE

Inas Diagnose lautete Akute Hirninfarkte im gesamten Versorgungsgebiet der rechten vorderen und mittleren Gehirnarterien (Aa. Cerebri media et anterior), ICD I63.4. Hirninfarkte dieser Art treten häufig auf, wenn ihre Ursache in Blutgerinnseln im Herzen liegt. Ähnlich wie bei einem Baum mit seinen sich ver-

zweigenden Ästen verhalten sich auch Blutgefäße im Gehirn –
sie werden nach oben immer feiner.

Durch ein Loch im Herzen, das sich fast immer nach der Geburt von selbst verschließt, bekannt als PFO (Persistierende
Foramen ovale), entstanden bei Ina mehrere Thromben, die
über den Blutkreislauf ins Gehirn gelangten. Zunächst wurden kleinere Gerinnsel abgelöst, die höhere Gefäßbereiche
verstopften, gefolgt von mittelgroßen, die an einer Gabelung
stecken blieben. Eine Verstopfung im Bereich der linken Gehirnhälfte führt zu Beeinträchtigungen der rechten Körperhälfte. Inas Symptome umfassten Lähmungen im Bein und im
Arm, beeinträchtigte Sprachfähigkeiten, beeinträchtigte Koordination und eine eingeschränkte Wahrnehmung der linken
Körperseite.

Aa. Cerebri media und anterior heißen die Gefäße, die ins Gehirn führen. In Inas Fall hatten sich mehrere Thromben sowohl
in unteren als auch in höheren Bereichen festgesetzt und so die
Blutgefäße verschlossen, was zu einem Ausfall der Funktionen
dieser Gehirnbereiche führte. Es ist besonders tragisch, dass
mehrere Gefäße betroffen waren.

Bei älteren Menschen entstehen Thromben sehr häufig nicht
durch so ein verbliebenes Loch im Herzen, sondern meistens
durch Arteriosklerose, bei der die Gefäße allmählich verkal-
ken.

Dr. med. Marie Diederichs
*Oberärztin Klinik für Neurologie mit Stroke-Unit und Frührehabilitation
Neurologie, BG Klinikum Unfallkrankenhaus Berlin*

Zusammen mit meinen Eltern fahre ich ins Krankenhaus, und wir gehen zur Intensivstation. Da sehe ich Ina wieder: Sie wurde ins künstliche Koma versetzt und hat einen dünnen Schlauch in der Luftröhre, der an eine Maschine angeschlossen ist und ihr beim Atmen hilft. Regungslos liegt sie da, und ich kann ihr nicht helfen und nichts tun. Die Situation ist unerträglich für mich.

Als ich versuche, mit ihr zu reden, treibt das ihren Blutdruck so weit nach oben, dass die Geräte piepsen. Ich habe Angst. Warum ist meine Frau dort? Und warum ist sie im künstlichen Koma? Das ist doch alles ein schlechter Scherz, oder?

Der Oberarzt kommt: »Wir mussten Ihre Frau ins künstliche Koma versetzen, um ihrem Körper die Möglichkeit zur Erholung zu geben, nachdem wir das Blutgerinnsel entfernt haben. Durch den Eingriff ist ihr Gehirn angeschwollen. Wir empfehlen dringend eine Notoperation, bei dem ein Teil der Schädeldecke Ihrer Frau entfernt wird. Sie müssen sich entscheiden – soll diese Notoperation durchgeführt werden? Sobald ein OP frei wird, wird Katharina sofort operiert. Sie als ihre Frau müssten aber vorher dieses Formular zur Kraniektomie ausfüllen. Es sei denn, sie hat eine Patientenverfügung.«

DIE KRANIEKTOMIE

Bei der Operation entfernten der Neuroradiologe und sein Team fast alle Blutgerinnsel in Inas Hirngefäßen. Aufgrund der Reizung durch die Operation und der fehlenden Blutversorgung bis zur Freilegung schwoll ihr Gehirn an, dabei tritt Flüssigkeit aus den Gefäßen ins Gewebe über. So etwas kennt man z. B. von Beulen, die nach Mückenstichen entstehen. Eine solche

Schwellung ist sehr gefährlich, weil sich das Gehirn wegen des harten Schädelknochens außen herum nicht ausdehnen kann und so der Druck nach innen geht. Dadurch wird weiteres Gehirngewebe zerstört. Besonders kritisch ist der Hirnstamm in der Mitte des Gehirns, wo das Atemzentrum liegt. Ist dieser Bereich zu starkem Druck ausgesetzt, endet dies tödlich. Diese Mechanismen laufen sehr schnell ab, es muss umgehend gehandelt werden, sonst sterben die Patient*innen.

Um dem Gehirn mehr Platz zur Ausdehnung zu geben und den inneren Druck zu verringern, wurde entschieden, einen Teil von Inas Schädeldecke zu entfernen. Die chirurgische Entfernung eines Teils des Schädelknochens nennt man Kraniektomie.

Dramatisch war, dass bei Ina etwa die Hälfte des Schädels entfernt werden musste. Zuerst mussten die Haare abrasiert werden, dann wurde der Knochendeckel herausgesägt. Abschließend wurde die Haut wieder über den Bereich gelegt, um die Operation abzuschließen. Nach dem Eingriff wurde Ina auf die Intensivstation verlegt.

Dr. med. Marie Diederichs
Oberärztin Klinik für Neurologie mit Stroke-Unit und Frührehabilitation Neurologie, BG Klinikum Unfallkrankenhaus Berlin

Die Formulare, die ich unterschreiben soll, sind mehrere Blätter über den Ablauf und die möglichen Folgen. Ich bin ehrlich: Ich hatte nicht die Ruhe und Konzentration, um mir dieses Formular durchzulesen, sondern habe nur gesagt, dass sie alles tun sollen, um Ina zu retten, und habe die Einwilligung zur Operation unterschrieben. Hätte ich nicht zugestimmt, wäre Ina nicht mehr hier auf der Welt.

Nachdem ich das erledigt habe, sprechen wir lange mit dem Arzt. Ich erinnere mich nicht mehr an das Gespräch und weiß nur, dass ich dort mit meinen Eltern saß und der Arzt uns erklärte, wie der Eingriff ablaufen wird und wie schlimm die Situation ist. Mit Tränen im Gesicht fahren wir nach Hause, wo ich auf den Anruf warte, dass die Operation gut verlaufen ist. Dieser kommt erst einige Stunden später.

Erst einige Zeit später habe ich wirklich verstanden, für welchen Eingriff ich unterschrieben hatte: Während der Operation wurde Ina ein Teil der Schädeldecke entnommen, weil ihr Gehirn wegen der Hirninfarkte so stark angeschwollen war, dass es keinen Platz mehr hatte. Um ihr Leben zu retten, war das die einzige Option. In den folgenden Monaten sollte sich das Gehirn regenerieren und abschwellen, damit die Schädeldecke dann wieder an Ort und Stelle gebracht werden kann.

VANESSAS MUTTER ERINNERT SICH:

Als wir mit Nessi ins Krankenhaus zu Ina fuhren, waren wir alle noch wie benommen. Die Stunden des Wartens, darauf, endlich zu erfahren, wie es dem geliebten Menschen geht, waren so schlimm. Nessi saß die ganze Zeit auf der Liege und starrte in den Garten.

Sie war einfach nicht sie selbst. Diese Ungewissheit ... Eine halbe
Stunde, nachdem Ina mit dem Krankenwagen ins Krankenhaus
gebracht worden war, kam eine riesige Sushi-Platte, die die beiden zum Hochzeitstag von mir und meinem Mann Olaf bestellt
hatten.

Als der Anruf vom Krankenhaus kam, fuhren wir direkt hin. Die
Schwestern dort waren alle sehr lieb und mitfühlend. Ein älterer
Oberarzt führte mit uns dreien ein Gespräch. Ich weiß heute gar
nicht mehr so richtig, was er uns alles mitteilte, es war alles wie
Watte in meinem Gehirn. Die Nachrichten waren so schockie-
rend: Man hatte Ina den Kopf aufschneiden müssen, und dass es
keine Garantie gäbe, dass sie das überlebt und vor allem wie. Wir
waren alle so am Ende. Er bat uns, uns darauf einzustellen, dass
es zum Schlimmsten kommen könnte. Aber wie, bitte schön, soll
man sich denn darauf einstellen?

Ich will nicht allein sein, deshalb übernachte ich wieder bei meinen
Eltern, direkt neben meiner Mutter in ihrem Schlafzimmer. In der Nacht
habe ich meine erste Wehe. Zuerst bin ich mir nicht sicher, ob es eine
Wehe ist, aber die krampfartigen Unterleibsschmerzen strahlen bis in
den Rücken aus. Ina und ich haben eine App auf mein Handy herunter-
geladen, die Wehen trackt, und damit fange ich um 1:09 Uhr an. Eine
Wehe dauert durchschnittlich 30 Sekunden in einem Abstand von zwölf
Minuten.

Die Nacht ist schrecklich. Ich habe sowieso seit dem Tag, an dem Ina den
Schlaganfall hatte, nicht mehr richtig geschlafen, und diese Nacht ist
wirklich mehr als übel. Ich tracke alle Wehen konstant bis zum Morgen.
Um zehn Uhr rufe ich dann meine Hebamme an, die gegen 10:30 Uhr zu

mir nach Hause kommt und meinen Bauch sowie meine Gebärmutter abtastet. Sie erklärt mir, dass mein äußerer Muttermund schon geöffnet sei, aber mein innerer noch nicht. Es bleibt also noch Zeit, und ich setze mich auf einen großen Gymnastikball. Die Wehen werden immer stärker – am Anfang sind es leichte Schmerzen wie bei einer Periode, doch die Intensität wird mit der Zeit immer stärker. In diesem Moment hilft es mir sehr, die Wehen wegzuatmen. Meine Hebamme unterstützt mich dabei, während meine Mutter meinen Rücken streichelt, damit die Schmerzen etwas erträglicher sind.

Gegen 11:30 Uhr ist mein Muttermund dann ein bis zwei cm offen, und ich bin stolz auf mich. Meine Mutter hat zwischendurch etwas Angst, dass ich es nicht mehr pünktlich ins Krankenhaus schaffe. Aber ich will zu dieser Zeit einfach nur so lange wie möglich zu Hause bleiben, weil ich befürchte, dass ich mich vielleicht im sterilen Krankenhaus nicht wohlfühlen werde.

Das klingt jetzt vielleicht etwas kindisch, aber Ina hat mir damals ein Kuscheltier (ein Bison) aus ihrer Kindheit geschenkt. Und jetzt habe ich es immer dabei, weil es mir das Gefühl gibt, dass Ina die ganze Zeit bei mir ist.

Ab zwölf Uhr kommen die Wehen in einem noch kürzeren Abstand von drei Minuten mit einer Dauer von 20 Sekunden. Meine Mutter bittet mich jetzt wirklich, dass wir doch endlich ins Krankenhaus fahren sollen. Mittlerweile sind die Wehen so stark, dass ich dabei nicht mehr richtig gehen kann und mich kurz hinsetzen muss. Dazu kommt, dass ich mich noch etwas »verkleidet« habe mit Cap und Atemmaske, damit mich niemand erkennt. Ich will nicht gefragt werden, was los ist, wo Ina ist, was passiert ist. Nein, ich möchte in Ruhe gelassen werden und mich auf die Geburt konzentrieren. Am 13.07.2022 lade ich deshalb morgens nur eine kurze Story auf Instagram hoch:

Viele dachten, die Kleine hat sich auf den Weg gemacht.
Dem ist noch nicht so.
Dafür ist gestern das Schrecklichste passiert, das nur hätte eintreten
können. Ich brauche Zeit für mich, für uns. Ina ist im Krankenhaus
und der Zustand sieht sehr schlimm aus. Was genau ist, kann ich
euch derzeit nicht sagen – aber sie ist nicht ansprechbar und ich
kann nicht zu ihr. Ich habe kein Auge zubekommen und kann Inter-
net gerade nicht ertragen. Ich will einfach nur zu ihr und habe große
Angst ... Weil ich sie so sehr liebe. Ich bin bei meiner Mama, falls es
losgeht, damit sie bei mir im Krankenhaus ist. Aber meine Gedanken
sind die ganze Zeit bei Ina ... bitte denkt an sie und betet für sie ...

Mehr kann und will ich nicht erzählen.

Meine letzte Wehe, die ich mit der App tracke, ist um 13:10 Uhr. Auf einer Skala von eins bis zehn liegt die aktuelle Schmerzintensität zu diesem Zeitpunkt bei fünf. Wir kommen im Krankenhaus in Berlin an und gehen direkt zu der Stelle, wo ich mit Ina bei der Geburtsanmeldung vorher schon gewesen bin. Dadurch kenne ich mich glücklicherweise schon etwas aus. Zuerst muss ich allein in einen kleinen Raum ans CTG, damit alles überprüft wird. Mein Muttermund ist schon drei bis vier cm geöffnet. Ich glaube, ich bin 45 Minuten allein in diesem Raum, denn wegen der Corona-Bestimmungen dürfen keine Begleitpersonen dabei sein. Dieses Gefühl ist schrecklich. Alle zwei Minuten kommt eine Wehe, aber ich habe auch keine Kraft, um irgendjemandem eine Nachricht auf dem Handy zu schreiben. Ich bin mit meinen Gedanken auch nicht richtig bei mir ...

Gegen 14:30 Uhr darf ich endlich den Raum verlassen und gehe mit meiner Mutter in den Kreißsaal. Wie müssen beide einen negativen Corona-test vorzeigen, den haben wir beide morgens schon gemacht, sodass wir einfach durchgehen dürfen. Der Kreißsaal ist recht groß mit einem gesonderten Raum für die Toilette, einem Waschbecken und einer Badewanne. Neben meiner gibt es noch zwei weitere Liegen.

Und dann passiert etwas, wofür ich sehr dankbar bin: Die Hebamme kommt, aber nicht nur irgendeine, nein, ich kenne sie! Als Teenager hatten wir den gleichen Nebenjob und verbrachten echt viel Zeit miteinander. Und zufällig treffen wir uns hier sieben Jahre später wieder, und sie wird mich bei der ganzen Geburt begleiten. Meine Angst ist in diesem Moment einfach weg, denn ich weiß, dass ich ihr vertrauen kann. Übrigens hat sie mir ein Jahr später geschrieben, dass das bis heute für sie die emotionalste Geburt war, die sie bisher begleitet hat.

Wenn ich heute darüber nachdenke, glaube ich, dass für meine Mama die nächsten Stunden sehr hart waren. Ich selbst habe das gar nicht so mitbekommen, aber es war sicher nicht leicht für sie.

Sie bringt mir alles, was ich brauche, ob Süßigkeiten, Saft oder einen Ventilator. Ina hat ein paar Tage vorher meine Kliniktasche komplett fertig gepackt, sodass wir wirklich alles dabeihaben, auch eine Brotdose mit Riegeln, Süßigkeiten und kleinen Säften. Durch diese tolle Vorbereitung von Ina fühlt es sich ein bisschen so an, als wäre sie bei uns. Das gibt mir eine unglaubliche Sicherheit. Ich schaffe es nicht, mein Brot zwischen den Wehen zu essen. Mit kleinen Snacks klappt es viel besser. Das würde ich auch allen empfehlen, die in diese Situation kommen.

Gegen 17:45 Uhr sind die Wehen wirklich eine Acht von zehn auf der Schmerzskala, sodass ich nach einer Erleichterung fragen muss, nach einer sogenannten »Walking PDA«. Eine PDA (Periduralanästhesie) ist eine Spritze, bei der die Nerven im Rücken gezielt blockiert werden, um eine Geburt weniger schmerzhaft zu machen. Mit der Walking PDA kann ich mich frei bewegen. Ein Arzt kommt und setzt mir die Spritze im Rücken. Davor habe ich wirklich keine Angst. Leider spüre ich meine rechte Körperhälfte noch etwas mehr als die linke. Als eine Wehe kommt, spüre ich links wirklich nur eine sehr abgeschwächte Version, aber rechts bekomme ich noch die volle Bandbreite mit. Trotzdem ist es besser als nichts. Und erträglicher macht es das Ganze ja auch.

Ich gestehe, dass ich während der ganzen Zeit der Geburt nicht einmal auf die Uhr oder auf mein Handy schaue. Ich bin nur damit beschäftigt, in meinen Bauch hineinzuatmen und durch den Mund auszuatmen. Ein bisschen bereue ich heute, dass ich als Erinnerung und vor allem auch für Ina nicht noch mehr Bilder gemacht habe oder meine Mutter darum gebeten habe, aber in dem Moment habe ich gar nicht daran gedacht. Die Wehen werden immer länger und die Abstände kürzer. Zwischendurch versuche ich, einen Saft zu trinken, und meine Mutter hält mir häufig einen kleinen Mini-Ventilator ins Gesicht, weil ich so schwitze. Zu dem Zeitpunkt ist mein Muttermund acht cm weit geöffnet, und kurz darauf platzt meine Fruchtblase. Es fühlt sich so an, als würde eine große Menge an warmem Wasser abgehen. Für die letzte Phase einer Geburt, die Pressphase, muss der Muttermund circa zehn cm weit geöffnet sein. Deswegen weiß ich: »Bald habe ich es geschafft.« Leider geht die Geburt danach nicht mehr weiter voran, weil die Wehen immer weiter nachlassen. Ich wechsle die Position, in der Hoffnung, dass sie wieder stärker werden, doch auch das hilft nicht, sodass ich gegen 18:50 Uhr einen Wehentropf bekomme. Mir ist dabei etwas mulmig, aber ich will es versuchen, denn ich bin ehrlich: Ich will es nur noch hinter mich bringen und endlich mein Baby im Arm halten.

Ich probiere noch einmal verschiedene Positionen aus und töne sogar die Wehen – ich kommentiere sie. Ich hätte nie gedacht, dass ich »reden« oder etwas »sagen« würde, während ich Wehen habe, aber jetzt kommt der Zeitpunkt, wo ich rufe: »Ich will nicht mehr!« und »Ich kann nicht mehr.« Mittlerweile ist der Muttermund bei zehn cm, und ich wünsche mir einfach nur, dass die Schmerzen aufhören. Ich glaube, dass es für meine Mama echt ziemlich hart war, wenn sie gehört hat, dass ich die Wehen mit Wörtern veratmet habe und die ganze Zeit gesagt habe, wie weh es tut.

Irgendwann sagt man mir: »Du kannst jetzt versuchen zu pressen.«
Oh Gott. Wie geht das? Pressen? Ich atme also tief ein und versuche zu
»pressen«. Mehrmals. Meistens schaffe ich es zwei- bis dreimal, bevor die
nächste Wehe startet. Es fühlt sich an wie ein heftiger Druck im Becken-
bereich, trotzdem empfinde ich es als angenehm, weil ich endlich etwas
aktiv zur Geburt beisteuern kann. Ich weiß nicht mehr, wie oft ich presse,
aber am Ende habe ich noch einmal viel Kraft. Es ist ein richtiger End-
spurt, und ich will allen und mir selbst beweisen, dass ich das schaffe.
Irgendwann sagt eine der beiden Hebammen, dass man Olivias dunkle
Haare sehen kann, und fragt mich, ob ich den Kopf anfassen möchte. Ich
tue es nicht, denn ich will ehrlicherweise nicht wissen, wie es da unten
gerade aussieht oder wie es sich anfühlt.
Ein paar Minuten später ist Olivia Rose endlich da. »19:27 Uhr.« Meine
Mutter schreit nur: »Genau wie du bei deiner Geburt!« Ist es Schicksal,
dass wir beide zur gleichen Uhrzeit geboren sind? Ich weiß es nicht, aber
diese Uhrzeit bedeutet mir so viel, dass ich sie mir Monate später auf mein
Handgelenk tätowieren lasse. Olivia Rose wird zu einem Zeitpunkt geboren, zu dem ich noch nicht weiß, wie viel Kraft sie mir noch geben wird.
Als Olivia auf der Welt ist, sind die Schmerzen übrigens weg – von einer
Sekunde auf die andere. Ich hätte das niemals für möglich gehalten.

VANESSAS MUTTER ERINNERT SICH:

Ich war sehr aufgeregt, als bei Nessi die ersten Wehen kamen.
Obwohl Nessi schon stärkere Wehen hatte, beruhigte die Hebamme uns: Der Muttermund sei erst drei bis vier cm offen, und
wir hätten noch ein paar Stunden Zeit. Nach etwa einer Stunde
riefen wir dann doch meinen Mann Olaf an, damit er mit uns

gemeinsam ins Krankenhaus fahren konnte. Nach dem, was Ina passiert ist, fühlte es sich einfach besser an, in der Nähe von Ärzt*innen zu sein, die im Notfall helfen konnten.

Nessi musste dann erst einmal allein zur Voruntersuchung, und wir warteten endlos, bevor sie und ich weiter in den Kreißsaal durften. Nessis Wehen kamen zu dieser Zeit schon sehr häufig und auch viel stärker. Der Raum war hell und freundlich, nicht wie der Kreißsaal in Spanien, in dem ich meine beiden Kinder geboren hatte, mit deckenhoch weißen Fliesen und einem Gitterbett in der Mitte. In diesem Kreißsaal standen eine normale Liege, Stühle, eine Liege zum Gebären, es gab eine eigene Toilette und einen Waschtisch. Alles war sauber und das Wichtigste: Zwei ganz freundliche und vor allem zuvorkommende Schwestern hatten hier Dienst.

Die Wehen bei Nessi waren mittlerweile heftig, aber es ging nicht richtig voran. Ich versuchte, ihr die Zeit so angenehm wie möglich zu gestalten, hielt ihre Hand, sprach mit ihr, wedelte ihr Luft zu und gab ihr immer wieder etwas zu essen und zu trinken. Gott sei Dank hatten wir alles dabei. Ina hatte die Tasche schon Tage vorher gepackt, und so mussten wir nur noch frische Sachen einpacken. Die Schmerzen, die Nessi durchmachte, waren enorm, und ich habe jede Wehe mit ihr gefühlt. Sie wurden irgendwie auch zu meinen Schmerzen. Leider wirkte die PDA nicht vollständig. Das Medikament wurde nicht richtig in das Rückenmark gespritzt, und so hatte sie auf einer Seite die volle Wucht der Geburtsschmerzen und auf der anderen Seite nur eine leichte Betäubung. Als sie endlich pressen dufte, war das eine kleine Erleichterung, aber leider wollte Livi einfach

nicht kommen. Nessi war zu dieser Zeit schon vollkommen erschöpft und am Ende ihrer Kräfte. Die Ärztin beschloss, dass ein
Kaiserschnitt notwendig wäre, wenn Livi nicht in der nächsten
halben Stunde auf die Welt käme. Diese Nachricht machte mich
fertig, und so presste ich mit Nessi bei jeder Wehe sinnbildlich
mit. Ich zählte mit ihr bei jedem Pressvorgang herunter, ermu-
tigte sie immer wieder, und sie zerdrückte mir dabei beinahe die
Hand.

Nach unendlich vielen Presswehen kam Livi dann endlich auf die
Welt. Diese schicksalshafte gleiche Geburtszeit wird die beiden
immer miteinander verbinden. Ich war so stolz auf meine Tochter. Dieses gemeinsame Erlebnis hat uns noch ein Stück mehr
miteinander verbunden, und ich habe eine so tiefe Verbindung zu
der kleinen Liv aufgebaut.

Die Hebamme legt mir Olivia auf die Brust, und ich rufe direkt eine
Nummer an: die der Intensivstation. Eine Krankenpflegerin geht ran,
und ich bitte sie, Ina zu sagen, dass Olivia auf der Welt ist. Sie verspricht
es mir. Heute weiß ich, dass Ina sich nicht daran erinnern kann, dass ihr
jemand das gesagt hat, während sie im Koma lag. Danach wird Olivia
gemessen und gewogen, und ich will auf Toilette gehen – und schaffe es
sogar, worauf ich in diesem Moment stolz bin.

Rückblickend muss ich sagen: Ich habe mich in der Schwangerschaft
verrückt gemacht. Ich hätte viel weniger Angst haben müssen. Das soll
hier kein Schwangerschaftsratgeber werden, aber wenn du selbst eine
Geburt vor dir hast, möchte ich dir sagen: Vertrau auf dich. Du schaffst
das – unter welchen Umständen auch immer.

KAPITEL 5

HOPE *on* TOUR

Ein neues Leben – erste Momente mit Liv und das erste Wiedersehen mit Ina

VANESSA:

In der ersten Nacht schlafe ich kaum – ich weiß weder, wie man eine Windel wechselt, noch wie ich mich am besten um diesen 49 cm kleinen Menschen kümmern kann oder wie es Ina geht. Sie liegt immer noch im Koma und wird beatmet.

Zusammen mit meiner Mama bleibe ich vier Tage – vom 14.07 bis 17.07. – im Krankenhaus und will vorher auch gar nicht raus. Es fühlt sich für mich wie eine kleine geschützte Glaskugel an, die die Außenwelt fernhält. Ich kann nicht ins Internet gehen, weil ich weiß, dass sich unsere Follower*innen Sorgen machen und darauf warten, dass ich erzähle, was passiert ist. Unsere Freund*innen schreiben mir die ganze Zeit, über 80 offene Chats warten auf mich – und ich will nur mit Ina reden.

Meine Familie kommt mich besuchen, aber ich kann mich nicht freuen. Ich fühle mich leer. Klar bin ich dankbar, dass alle kommen – aber eigentlich möchte ich allein sein. Meine Angst ist, dass Ina nicht überleben wird und Liv Halbwaise wird. Unsere Tochter soll doch ihre Mami kennenlernen. Diese Gedanken gehen mir durch den Kopf: Wird Ina es schaffen? Werde ich sie jemals wieder sehen? Wird sie ihre Tochter kennenlernen dürfen? Wie kann ich helfen? Ein bisschen Hoffnung habe ich, aber meistens male ich mir Worst-Case-Szenarien aus und kann nicht aufhören, daran zu denken. Egal, wie viel Optimismus ich versuche auszustrahlen, ich fühle mich innerlich erschöpft. Es ist ein Hamsterrad, aus dem ich nicht herauskomme und das mich in meinen Träumen verfolgt. An Schlaf kann ich gar nicht denken. Dabei bin ich schon ungefähr 48 Stunden wach bzw. hatte nur kleine Schlafphasen. Es ist wirklich unglaublich, was der Körper in einer solchen Extremsituation leisten kann.

Am 16.07.2022 kann Ina komplikationslos extubiert werden und wird aus dem künstlichen Koma geholt. Zu diesem Zeitpunkt will ich nur noch aus dem Krankenhaus. Das letzte Mal habe ich sie vor drei Tagen, vor ihrer Notfalloperation, gesehen. Während ich mit Olivia im Krankenhaus bin, sind meine Schwester, mein Stiefvater und Inas Vater bei ihr und rufen mich von dort an. Ina kann nicht sprechen, aber kommuniziert mit Handzeichen. Über den Lautsprecher kann ich ihr Sachen sagen wie »Ich liebe dich« oder »Bitte gib nicht auf«.

Als Olivia und ich am 17.07. endlich entlassen werden, fahren wir alle zusammen gemeinsam zu Ina. Meine Eltern nehmen Liv, solange ich Ina besuche. Im Fahrstuhl habe ich Herzrasen vor Aufregung. Wie geht es Ina? Wird sie mich erkennen? Ich weiß nicht, ob ich gleich zusammenbrechen werde oder was genau passieren wird.

Auf der Intensivstation finde ich Ina. Sie kann sich nicht bewegen und nur nach vorne starren. Also nehme ich ihre Hand und verstehe zum ersten Mal, wie schlimm dieser Schlaganfall war. Bis dahin habe ich gehofft, dass Ina aufwacht und alles so sein wird wie früher. Durch die Geburt hatte ich keine Zeit, mich mit dem komplexen Thema Schlaganfall zu beschäftigen, und weiß nicht viel darüber. Meine Mutter hatte zwar 2021 einen Schlaganfall, allerdings nur einen leichten. Vielleicht bin ich deshalb davon ausgegangen, dass nur kleine Folgen zurückbleiben, aber sonst alles beim Alten sein würde. Bis dahin hatte ich die ganze Zeit die Hoffnung, dass Ina einfach aufwacht und dann alles wieder gut ist. Aber als ich sie zum ersten Mal wiedersehe, zieht es mir den Boden unter den Füßen weg. Alles ist anders als erhofft. Ina tut mir so leid – warum muss sie sowas miterleben? Wir können an diesem Tag nicht richtig kommunizieren, nur über unsere Hände. Sie malt mir ein Herz auf oder schreibt »Bubu« in meine Handfläche. Mehr kann ich leider nicht entziffern – also erzähle ich Ina, dass Livi auf der Welt ist und ich sie leider nicht mit auf die Intensivstation bringen darf.

VANESSAS MUTTER ERINNERT SICH:

Zusammen mit Nessi und Livi fuhren wir alle ins Krankenhaus auf die Intensivstation. Wir hatten alle einen Kloß im Hals, als wir dort ankamen, schließlich wussten wir nicht, was uns erwartete. Ina lag in ihrem Krankenbett und hatte auf der linken Seite ihre langen blonden Haare zu einem Zopf geflochten. Die rechte Seite war komplett abrasiert und mit einem dicken Verband umwickelt. Sie lag dort an diesen Maschinen angeschlossen und sah so hilflos aus. Sprechen konnte sie nicht mit uns, aber wachte auf und bewegte sich. Ein erstes Lebenszeichen, das uns trotz der ganzen Situation doch auch etwas Hoffnung gab. Warum trifft es immer die falschen Menschen, fragte ich mich in diesem Moment. Jeden Dienstag, Mittwoch und Freitag fuhr ich nun immer mit Nessi und Livi ins Krankenhaus zu Ina. Durch Corona und die möglichen Keime im Krankenhaus durfte Livi am Anfang nicht so oft mit zu Ina ins Krankenzimmer. Ich spazierte dann Runde um Runde mit ihr um das Krankenhaus, damit Nessi zu Ina konnte.

Am Samstag und Sonntag kam auch mein Mann Olaf mit. Wir gingen mit Ina im Rollstuhl spazieren, hatten Kaffee und Kuchen mitgenommen und verbachten so viel Zeit wie möglich draußen mit ihr, damit sie andere Eindrücke bekam als dieses Krankenzimmer. Inas Papa besuchte sie zu dieser Zeit jeden Montag und Donnerstag. Da er blind ist, holte Vanessas Schwester Laura ihn die ersten Wochen von der nahe gelegenen S-Bahn-Station ab und fuhr mit ihm zusammen ins Krankenhaus. Später organisierte er sich dann einen Taxi-Dienst, der ihn direkt ins Krankenhaus brachte.

Es ist, als hätte ich viele Erinnerungen an diesen ersten Besuch verdrängt, um mich selbst zu schützen. Nur ein paar Details sind noch da: Der Fernseher ist an, es läuft eine Tierdokumentation rauf und runter, die Ina die ganze Zeit schaut. Ab und zu fasst sie ihren Kopf an. Er ist noch immer an den Stellen geschwollen, wo sie operiert wurde. Es muss für Ina mindestens genauso schlimm gewesen sein: Sie wacht auf, und alles ist anders. Und dann ist sie erst allein gewesen, weil keiner mit ihr kommen durfte, als es passiert ist. Wahrscheinlich hat sie schreckliche Schmerzen, weil ein großer Teil ihrer Schädeldecke entfernt worden ist. Es tut mir weh, sie so zu sehen. Ich glaube, sie weiß selbst noch nicht, was in den letzten Stunden und Tagen mit ihr passiert ist.

KAPITEL 6

HOPE on TOUR

Einmal Koma und zurück – Inas Rückkehr ins Leben

INAS VATER ERINNERT SICH:

Seit Jahren gehe ich dienstags zum Showdown, das ist Tisch-
ball für Blinde. Da war ich auch an jenem Tag. Gegen Ende des
Trainings rief mich Inas Schwiegermutter auf dem Handy an
und sagte, dass Ina beim Sport umgefallen sei und auf dem Weg
ins Unfallkrankenhaus Berlin ist. Es bestehe der dringende
Verdacht auf Schlaganfall. Ich brach das Training sofort ab und
fuhr nach Hause. Ich konnte es gar nicht fassen, denn am Nachmittag war sie noch glücklich und gesund bei ihrer Oma zum
Kaffee gewesen.

Irgendwann in der Nacht erhielt ich von Vanessa die Nachricht,
dass Ina operiert worden und ins künstliche Koma versetzt
worden war. Gegen Mittag des nächsten Tages fuhr ich dann in
Begleitung von Vanessa und ihrer Schwester Laura ins Krankenhaus. Dort stand ich fassungslos am Bett meiner Tochter
und kämpfte mit den Tränen. Bei einem kurzen Arztgespräch

wurden mir die eventuellen Komplikationen und Auswirkungen des Schlaganfalls aufgezeigt. Die erste Folgekomplikation stellte sich schon am gleichen Tag ein, denn Ina musste noch am Nachmittag ein zweites Mal operiert werden. Ein Teil der Schädeldecke wurde aufgrund der Schwellung ihres Gehirns entfernt. Der nächste Schock! Aber sie lebte!!!

In den nächsten Tagen war ich jeden Tag im Krankenhaus. Am Mittag des 14. Juli fuhr Vanessa mit ihrer Mutter zur Entbindung. Gegen 19.30 Uhr kam dann die erfreuliche Nachricht, dass Nessi ein gesundes Mädchen zur Welt gebracht hatte. Am nächsten Tag war ich zuerst bei Ina und anschließend mit Laura und Inas Schwiegervater bei Vanessa, um zu gratulieren. In den folgenden Tagen bangten wir weiter um Inas Gesundheitszustand. Der obligatorische Anruf am Morgen mit der Weitergabe des Gesundheitszustandes an die Familie gehörte bald zum Tagesablauf fest dazu. Am folgenden Wochenende wurde die Sedierung langsam heruntergefahren, und am Sonntag drückte Ina zum ersten Mal wieder meine Hand ganz leicht.

INA:

Meine Gedanken aus der Zeit im Koma finde ich ein wenig erschreckend. Alles hat sich vollständig in meinem Kopf abgespielt, und die weniger schönen Gedanken haben mich noch viele Monate begleitet und nie wieder richtig losgelassen. Schmerzen hatte ich keine, aber in mir drin war sehr viel los. Vielleicht auch, weil ich die Anwesenheit meiner Liebsten gespürt habe? Jedenfalls kam mir die Zeit des Komas vor wie ein Traum, auch wenn es natürlich kein Traum war. Aber es fühlte sich genauso unwirklich, genauso verschwommen an und mir fällt einfach kein besseres Wort dafür ein.

In diesem »Traum« habe ich mich selbst im im Krankenhaus gesehen. Die Zimmerwände sind freundlich gelb gestrichen. In der Mitte des großen Zimmers steht mein Bett, in dem ich mich selbst liegen sehe. Verschiedene Schläuche befinden sich in meinem Körper, ich bin intubiert, und neben mir piepsen Geräte. Um mich herum stehen Menschen in blauen Kitteln - ich kenne sie nicht. Ihre Gesichter sind sorgenvoll, aber ich kann nicht ganz zuordnen, was ich da sehe und warum ich mich in diesem Zustand befinde.

Mein Körper ist sehr schwach, und mein Kopf versteht, dass ich hier die Patientin bin. Durch meine Mutter weiß ich, wie es ist, wenn sich der gesundheitliche Zustand eines Menschen verschlechtert und eine Einlieferung ins Krankenhaus notwendig wird, denn auch sie hatte einen Schlaganfall, und einige Zeit stand es schlecht um sie. Aber ich bin selbst noch nie in so einer Lage gewesen.

Eine der Maschinen, die ich in meinem »Traum« sehe, macht die ganze Zeit sehr laute Geräusche von Lautsprechern, und danach folgt Nessis Stimme, die ganz laut ruft. Es ist schon fast ein Schreien. Ich höre sie fast sekündlich: »Bubu! Bubu!« Sie wartet auf meine Antwort, und sobald ich ganz kurz nicht reagiere, erklingt wieder Nessis Stimme aus der Maschine. Dieses Erlebnis läuft in Dauerschleife. Ich kann euch nicht sagen, ob das mein Kampf ums Überleben gewesen ist oder ob es durch die Anwesenheit der Familie in der echten Welt zustande gekommen ist. Jedenfalls denke ich heute, dass mich die Schreie aus der Maschine in meinem »Traum« am Leben gehalten haben. Immer wenn ich Nessis Stimme gehört habe, hat mich ein wohliges Gefühl überkommen, weil ich wusste, dass ich nicht allein bin.

An Schmerzen, Berührungen oder Gespräche aus der echten Welt kann ich mich nicht erinnern, und im »Traum« habe ich auch noch nicht gewusst, warum ich in diesem Raum bin.

Ich habe diese Erinnerung leider viele Monate in meinen nächtlichen Träumen wieder erlebt und bin nachts voller Angst aufgewacht. Inzwischen kann ich an den »Traum« aus dem Koma zurückdenken und normal darüber sprechen. In der ersten Zeit jedoch habe ich nicht gedacht, dass ich jemals darüber wegkommen könnte. Egal, wann ich in diesen ersten Tagen nach dem Koma in mich hineinhorche oder einen freien Moment habe: Da sind die Gedanken und die Erinnerung. Wenn ich die Augen schließe, wenn ich bewusst versuche, nicht daran zu denken, dann sind sie immer da. Mein ganzer Alltag ist voll damit.

Manchmal fragt mich jemand, wo ich mit meinen Gedanken sei und ob ich nicht bei der Sache wäre. Was soll ich sagen? Nicht immer schaffe ich es, die Gedanken wegzuschieben. Ich bin inzwischen gut darin, mit meinen Gedanken zurechtzukommen. Eigentlich lasse ich mich von Negativem nicht leiten, deshalb spreche ich zuerst mit niemandem darüber. Ich habe große Angst und schäme mich. Vielleicht werde ich langsam verrückt. Deswegen will ich es irgendwie mit mir selbst ausmachen und glaube fest daran, dass die Zeit alle Wunden heilt. Ich bin so verdammt sauer auf mich und meinen Körper: Wieso hat er mir keine Anzeichen gegeben? Wieso habe ich es nicht kommen sehen? Wieso habe ich vorher nichts bemerkt?

Mit der Zeit merke ich jedoch, dass die Gedanken und meine Verarbeitung damit nicht einfach vergehen. Die Beschäftigung hält an und begleitet mich in meinem neuen Alltag. Wenn man neu irgendwo ist, so wie ich in der Klinik (und noch dazu unfreiwillig), fällt es schwer zu wissen, wem man vertrauen kann. Ich weiß nicht, an wen ich mich wenden kann - an die eigene Familie, an den Physiotherapeuten oder an das Pflegepersonal? Also will ich alles mit mir selbst ausmachen. Ich kann euch sagen: Das ist keine gute Idee! Es ist auf jeden Fall besser, sich zu öffnen und den Gedanken freien Lauf zu lassen.

Eines Tages kommt eine Ärztin um die Mittagszeit in mein Zimmer. Sie fragt mich, ob sie bleiben darf. In mir zieht sich alles zusammen. Erst vermute ich, dass sie Blut abnehmen will oder andere schmerzhafte Untersuchungen machen will. Sie scheint mir meine Angst anzusehen, denn sie erklärt mir, dass sie nur bleiben möchte, um mit mir zu reden. Ich biete ihr den Stuhl an, und sie setzt sich, stellt sich vor. Dann erzählt sie mir, dass nach einem Ereignis wie meinem Koma komische Gedanken aufkommen können. Sie mache ihren Job schon viele Jahre und wisse, wie es bei den meisten Patient*innen ist. Sie ist Psychiaterin und Neurologin.

Ich kann euch nicht sagen, was es gewesen ist, aber in diesem Moment weiß ich, dass ich ihr vertrauen kann. Vielleicht ist es ihr charismatisches Auftreten, ihre langjährige Erfahrung oder einfach nur ein Gefühl, das mir Sicherheit vermittelt. Ich denke, es ist eine Mischung aus allem, sodass ich mich endlich traue, mit jemandem zu sprechen, als ich später wieder dazu in der Lage war. Ich berichte ihr erst von meinem Leben und reagiere auf ihre Nachfragen. Diese sind so präzise, dass wir schnell bei unangenehmen Themen anlangen.

Bei einem Termin bleibt es nicht. Wir machen ein festes Zeitfenster aus, sodass sie in den nächsten Wochen regelmäßig zu mir kommt. Die Gespräche mit ihr sind fest in meinem Therapieplan geplant, und sie besucht mich über viele Monate immer am Dienstagnachmittag. Es hilft mir sehr, mich zu öffnen. Nach einiger Zeit grübele ich nachts nicht mehr so viel. Ich weiß, dass ich bald wieder über meine Gedanken sprechen kann und meine Sorgen nicht mit mir selbst ausmachen muss. Sie empfiehlt mir, mich meiner Familie zu öffnen. Ich kann nur erahnen, wie schwer es für meinen Vater sein muss, mit der Situation umzugehen - ich habe ihn noch nie so traurig gesehen. Nachdem ich mich meinem Vater anvertraue, telefoniert er fortan fast jede Nacht mit mir. Ich habe abends immer Angst, einzuschlafen, weil die Alpträume so schlimm sind. Er ist dann immer da und hört sich all meine Gedanken an, die ich mich endlich traue, auszusprechen. Ich bin tagsüber dann zwar müder, aber deutlich fokussierter, weil ich weiß, dass ich nicht allein bin.

Unterstützung und seelischen Halt von meinen Mitmenschen zu erhalten, ist sehr viel wert. Auch wenn mir nicht jede Antwort gefällt, hilft es
mir dabei, meine Sichtweisen zu ändern. Wir sollten nicht davon aus-
gehen, dass unser Gegenüber uns immer zustimmt – und das ist gut so.
Das Problem am Mit-sich-selber-Ausmachen ist, dass wir uns im Kreis
drehen. Sprechen wir mit jemandem, kommt eine neue Ansicht hinzu.
Nicht immer haben wir mit unseren eigenen Gedanken recht. Mir hat es
gezeigt, dass die Antworten von Vertrauenspersonen der Seele guttun und
die eigene Sichtweise manchmal zu überdenken ist.
Als ich aus dem Koma aufwache und die echte Welt plötzlich wieder da ist,
kommt mir alles sehr laut und schnell vor. Ich bin in meinen Gedanken
wie in einem geschützten Raum gewesen, wo alles dumpfer und langsa-
mer ist. Ich werde direkt angesprochen. Viele Menschen stehen um mich
herum und beobachten mich. Sogleich soll ich Bewegungen machen: »Bitte

strecken Sie die Arme, machen Sie zwei Fäuste.« Ab diesem Zeitpunkt geht der eigentliche Alptraum erst los. Ich kann den Anweisungen nicht folgen, meine Lähmung hindert mich daran. Ich verstehe die Welt nicht mehr. Auch auf die Anweisung, das Datum und meinen Namen zu nennen, kann ich nicht reagieren. Ich kann zu diesem Zeitpunkt nicht sprechen. Zwar verstehe ich, was ich tun soll, aber ich habe keine Möglichkeit zu reagieren. Weder kann ich Bewegungen mit Füßen oder Händen machen, noch kann ich Worte bilden. Ich bin gefangen in meinem eigenen Körper. Die meisten Dinge, die ich ausprobiere, funktionieren nicht. Selbst als ich versuche, meine Augen zu schließen, passiert nichts. Ich kann nur hören und verstehen. Nach einiger Zeit bemerke ich, dass ich den rechten Daumen nach oben oder nach unten bewegen kann. So kann ich mich zumindest bemerkbar machen.

Ich habe furchtbaren Durst und versuche zu verstehen zu geben, dass meine Kehle ganz ausgetrocknet ist. Jemand erklärt mir, dass ich kein Wasser trinken dürfe, denn ich kann nicht schlucken und würde schlichtweg ersticken. Also werde ich über eine Sonde bzw. einen Schlauch künstlich ernährt, bekomme darüber Flüssigkeit und Nahrung und muss fürs Erste mit dem Durst und Hunger zurechtkommen. Bevor ich wieder selbstständig essen und trinken darf, muss ich lernen zu atmen und zu schlucken. Diese Automatismen sind bei mir nicht mehr abrufbar. Meine erste Aufgabe besteht also darin, wieder eigenständig zu atmen. In den letzten Tagen hat das eine Maschine für mich übernommen. Ich bekomme ein Gerät, in dem drei Kugeln sind; diese soll ich durch kräftiges Hineinpusten nach oben bewegen - und scheitere ein paar Mal. So oft versuche ich es, und dann endlich nach einiger Zeit kommt der erste Erfolg und meine Lunge hat die Kraft, die Bälle zu bewegen. Ich freue mich bei jedem Zentimeter. Zu diesem Zeitpunkt ist mir noch nicht einmal ansatzweise klar, wie weit der Weg noch sein würde. Ich weiß noch nicht, dass ich so viel neu lernen muss und wie schwer das als Erwachsene ist.

Nach einigen Tagen darf ich endlich etwas trinken - und leicht ist das noch immer nicht, selbst in kleinen Schlucken. Irgendwann kommt Bubu ins Krankenhaus und bringt mir ein Trinkpäckchen mit einem Strohhalm mit. Inzwischen habe ich die Kraft, aus dem Strohhalm zu trinken, und darf das komplette Getränk zu mir nehmen. Es schmeckt so gut und gibt mir das erste Mal ein wenig das Gefühl von Normalität.

Im Krankenhaus fühle ich mich so allein und fremd. Meine Familie kommt zwar täglich, aber ich bin traurig und etwas einsam - in diesem Zimmer mit dem grellen Licht, in das ständig jemand reinkommt. Alles ist neu. Ich kenne zwar die Umgebung, denn ich bin in und um Berlin aufgewachsen, aber trotzdem fühle ich mich vollkommen verloren. Und die Geräuschkulisse: Piepen, Alarme, Schreie, Zurufe zwischen den Mit-arbeitenden, Hubschrauberstart und -landung. Ich versuche mir einzu-reden, dass der Lärm gut sei, damit ich meine eigenen Gedanken nicht so laut höre. Aber es ist einfach anstrengend. Ich will mich am liebsten nur ablenken, aber habe dazu keine Möglichkeit. Immer warte ich nur darauf, dass ich Schritte auf dem Gang höre, die hoffentlich zu mir führen.

Irgendwann höre ich wieder jemanden auf dem Gang. Ich kann nicht zu-ordnen, zu wem die Schritte führen, aber dann klopft es an meiner Tür. Die gleichen typischen Nachfragen wie immer: »Hallo, Frau B., ich bin die Woche Ihr Neurologe. Können Sie mir sagen, wie Sie heißen, wo Sie sind, welchen Tag wir haben und was passiert ist?« Mich nerven die Nachfra-gen, weil ich mich so hilflos fühle und nicht weiß, wie ich aus der Situati-on fliehen könnte. Mein Kopf versucht zu sortieren, was dieser Mann von mir will, und ich zeige ihm den Daumen nach unten. Er versteht die Geste sofort. Danach öffne ich meinen Mund und sage mein erstes Wort seit der Notoperation: »Bubu!« Er schaut mich verwundert an und holt sogleich andere Leute in weißen Kitteln. Er ist aufgeregt. Dieser Moment verändert alles: Ich kann sprechen - nicht besonders laut, und meine Stimme ist kraftlos, aber ich kann endlich auf die Nachfragen reagieren und meine Gedanken laut aussprechen. Der Knoten ist geplatzt!

Am Nachmittag kommt Bubu, und wir können uns unterhalten. Oft versteht sie mich nicht, weil meine Stimme noch so schwach ist. Es ist aber ein enormer Schritt für mich. Die Ärzt*innen teilen uns mit, dass ich am nächsten Tag mein logopädisches Training starten kann, warnen uns aber, dass es sehr harte Arbeit wird und ich viel Training benötigen werde, um wieder richtig sprechen zu können. Ich bin so froh, dass ich noch alle Worte kenne und mich endlich wieder mit meinen Mitmenschen verständigen kann. Das lässt mich am Leben teilnehmen. Erst jetzt kann ich meine Gedanken mitteilen und in den Therapien richtig durchstarten.

In den nächsten Tagen geht es direkt mit den Tests los, um zu prüfen, wie viel meines Wissens noch abrufbar ist. Ich muss zum Beispiel viele Begriffe erklären und Synonyme nennen. Aus meinem Studium der Linguistik kenne ich Wortfindungsstörungen; es besteht erst der Verdacht, dass auch ich eine haben könnte. Bei den Tests stellt sich aber heraus, dass ich davon nicht betroffen bin. Zwar benötige ich manchmal einen Moment, aber ich kann die Dinge und Gegenstände benennen, und es kommt nicht zu ganz langen Pausen im Gespräch. In den folgenden Tagen begreife ich immer mehr, dass ich jetzt allein mit meinem Alltag bin. Den ganzen Tag freue ich mich auf den Nachmittag, weil dann mein Besuch kommt. Der Vormittag ist gefüllt mit Therapien, und ab circa 15 oder 16 Uhr kann ich meinen »Feierabend« verbringen. Ich will so viele Anwendungen wie möglich machen, denn das lenkt mich ab, und ich komme nicht so viel zum Nachdenken.

Noch kann ich nicht gehen, deshalb müssen wir immer mit dem Rollstuhl überallhin, aber es ist schön, rauszukommen. Sosehr ich mich auf die Ausflüge in die Cafeteria freue, so schlimm ist es für mich, mich schieben zu lassen. Ich mache eigentlich alles gern selbst und möchte die Kontrolle behalten. Mich vertrauensvoll in andere Hände zu geben, fällt mir sehr schwer. Es ist komisch, immer jemanden im Rücken zu haben und nur Augenkontakt zu halten, wenn ich mich umdrehe. Im Rollstuhl fühle ich mich noch mehr gefangen. Aus diesem Unbehagen entwickelt sich aber auch der Wille, alles wieder selbst machen zu wollen. Tagsüber werde ich zu allen Therapien abgeholt. Die Klinik ist sehr groß und die Wege entsprechend weit. Deshalb bin ich sehr stolz, als ich endlich die kürzeren Wege selbstständig mit dem Rollstuhl zurücklegen kann. Es ist gut für meine Entwicklung, denn ich muss nicht mehr auf meine Abholung warten, sondern kann mich auf den Weg machen, wenn ich es für richtig halte. Trotzdem: Geduld fällt mir sehr schwer. Zuerst kann ich die Zeit noch nicht gut einschätzen, und dann macht mich Warten rasend. Und ich muss viel und oft warten. Wenn ich an einer Sache gewachsen bin, dann daran: Ich bin geduldiger geworden.

In den nächsten Wochen kann ich immer mehr allein machen und fasse den Entschluss, wieder laufen zu wollen. Die Ärzt*innen prognostizieren uns keine guten Aussichten und sind sich einig, dass ich mich an den Rollstuhl gewöhnen müsse. Für mich ist das ein absolutes Horrorszenario! Ich kann mir nicht vorstellen, so zu leben und diesen immer dabeihaben zu müssen. Meine Alpträume werden wieder schlimmer, und es gibt Momente, in denen ich meinen Lebensmut verliere. Sollte es wirklich nichts mehr von meinem alten Leben geben?

Wir sprechen viel über meine Ängste und recherchieren. Überall im Netz finden wir Material dazu, dass das Gehirn ein Leben lang lernt und es möglich ist, dem Gehirn nach einem Schlaganfall alles wieder neu beizubringen. Ein Arzt erklärt es mir sehr anschaulich: Meine alte Autobahn, die Gehirn und Bein miteinander verbindet, wurde gesprengt und ist nicht mehr vorhanden. Bei jeder Bewegung erhält das Gehirn ein Signal. Zunächst gibt es einige Fußstapfen auf dem Weg. Wenn dieser aber immer wieder genutzt wird, entsteht ein Trampelpfad. Irgendwann entsteht ein Weg, dann eine Straße, bis es eines Tages wieder eine neue Autobahn zwischen Gehirn und Bein bzw. Arm gibt. Das Ganze dauert seine Zeit; wie lange, kann niemand sagen. Es ist von Mensch zu Mensch unterschiedlich.

Diese Erkenntnis motiviert mich dermaßen, dass für mich feststeht: Ich werde laufen, möge es noch so anstrengend werden. Ich werde aus meinem Trampelpfad eine Autobahn machen. Wie hart es wirklich werden wird und wie viele Rückschläge, Tränen und Unsicherheit dazu gehören, ist mir da noch nicht bewusst. Ich weiß nur eins: Ich werde diese Klinik laufend verlassen. Außerdem will ich den Leuten, die nicht an mich glauben, beweisen, dass ich das schaffe und härter arbeiten kann, als sie denken. In den nächsten Wochen werde ich oft ausgebremst, und jeder kleine Fehler wird auf meinen Übermut geschoben. Als ich an einem Morgen verschlafe, heißt es nur: »War ja zu erwarten bei dem Pensum, das du dir selbst auferlegst.«

Langsam, aber sicher wächst mein Wunsch, endlich nach Hause zu kommen. Ich möchte, dass Nessa, Livi und ich endlich eine richtige Familie werden können. Trotzdem habe ich mir sehr lange selbst gesagt, dass die Klinik für mich der richtige Ort ist. Ich kann noch viel lernen und weiß, dass ich diese Therapiedichte draußen nicht schaffen kann. Also muss ich so lange wie möglich durchhalten, um möglichst viel zu lernen. Ich habe nur noch meinen Fortschritt vor Augen, will jeden Tag eine neue Fähigkeit haben und setze mich damit selbst unter Druck. Aber ich will nicht wahrhaben, dass ich nicht jeden Tag etwas Neues erreichen kann, sodass ich noch mehr tue und meinen Tag noch voller packe, um wieder etwas zu erreichen. Außerdem habe ich große Angst, draußen nicht klarzukommen. In meinem geschützten Umfeld mit anderen Patient*innen kennt mich niemand aus der Zeit vor dem Schlaganfall, und ich fühle mich gut aufgehoben. Ich weiß nicht, ob ich sagen könnte, dass die Klinik nach fast einem Jahr Aufenthalt mein Zuhause geworden ist. Was ich aber mit Sicherheit sagen kann, ist: Mir sind einige Menschen dort sehr ans Herz gewachsen. Es gibt auch Momente der Freude, der Geborgenheit und der Freundschaft. Noch heute habe ich mit einigen Menschen aus dieser Zeit Kontakt, weil sie mir guttun.

DIE KÖRPERLICHEN UND SEELISCHEN FOLGEN
EINES SCHLAGANFALLS

Die Auswirkungen eines Schlaganfalls und deren Schweregrad hängen vor allem von der betroffenen Hirnregion ab. Eine zeitnahe Behandlung kann den Schaden am Gehirn möglicherweise begrenzen und es anderen Gehirnregionen ermöglichen, die Funktionen der ausgefallenen Bereiche zu übernehmen.

Körperliche Folgen:
— **Halbseitige Lähmungen** zählen zu den verbreitetsten Konsequenzen eines Schlaganfalls.
— **Spastik**, eine Muskelsteifigkeit, entwickelt sich oft Wochen oder Monate nach dem Ereignis.
— **Demenz** äußert sich durch nachlassende Konzentrations- und Orientierungsfähigkeit.
— Bei **Schluckstörungen** kommt es zu einer verlangsamten Aufnahme von Nahrung und Flüssigkeiten, häufigem Verschlucken sowie zu Hustenanfällen oder Atemnot.
— **Epileptische Anfälle** treten auf, wenn die Nervenaktivität im Gehirn übermäßig ansteigt.

Neuropsychologische Folgen:
— Schäden in der **linken Hirnhälfte** können zu **Sprachstörungen** führen.
— Betroffene haben Schwierigkeiten, Aktivitäten zu planen, Termine einzuhalten oder ihren Alltag zu **organisieren**.
— Ein Schlaganfall führt häufiger zu einer **Sehstörung**, obwohl das Auge selbst unbeschädigt bleibt.
— **Aufmerksamkeits- und Konzentrationsstörungen** sind weit verbreitet und weitgehend unabhängig von der betroffenen Hirnregion.

- Eine **gestörte Wahrnehmung der betroffenen Körperseite**, bekannt als Neglect, kann auftreten.
- **Persönlichkeitsveränderungen** sind möglich.

Psychische Folgen:
- **Angststörungen** sind nicht ungewöhnlich.
- **Depressionen** treten bei vielen Schlaganfall-Betroffenen auf.

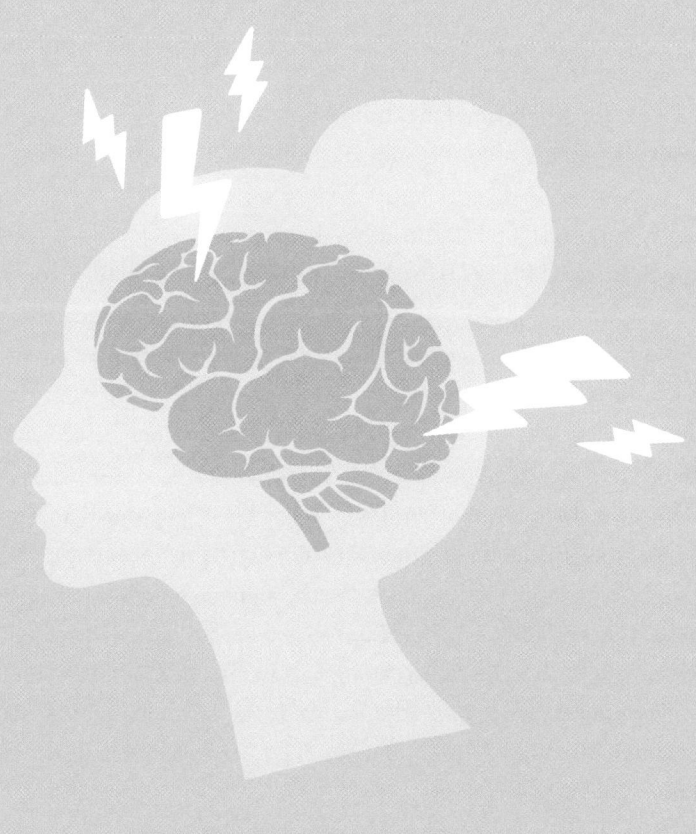

WAS KANN MAN TUN, UM EINEM SCHLAGANFALL VORZUBEUGEN?

Nach Angaben der »Stiftung Deutsche Schlaganfall-Hilfe« könnten bis zu 70 % aller Schlaganfälle durch vorbeugende Maßnahmen verhindert werden. Wer die Risikofaktoren kennt, kann einem Schlaganfall vorbeugen.

Welche Risikofaktoren du nicht beeinflussen kannst:
— Trat in deiner Familie ein Schlaganfall auf oder gibt es vererbbare Krankheiten wie Bluthochdruck, Herzfehler oder Diabetes, erhöht sich dein eigenes Risiko.
— Das Risiko steigt mit zunehmendem Alter stark an.
— Männer sind einem höheren Schlaganfallrisiko ausgesetzt als Frauen.

Welche Risikofaktoren du beeinflussen kannst:
— Bluthochdruck ist Risikofaktor Nr. 1 für einen Schlaganfall.
— Bewegungsmangel trägt zur Schlaganfallgefahr bei. Übergewicht kann den Blutdruck steigern und das Risiko für einen Schlaganfall um das Zwei- bis Dreifache erhöhen.
— Erhöhtes Cholesterin begünstigt Ablagerungen in den Gefäßwänden, wodurch sich das Schlaganfallrisiko verdoppelt.
— Rauchen, besonders in Verbindung mit der Einnahme der Pille, kann das Risiko um das Vierfache erhöhen. Nikotin führt zur Verengung der Arterien und steigert die Herzaktivität. Vorhofflimmern verursacht unregelmäßige Herzschläge und erhöht das Risiko für Schlaganfälle erheblich.
— Diabetes begünstigt die Entwicklung von Arteriosklerose (Gefäßverkalkung) und verdoppelt oder verdreifacht das Schlaganfallrisiko.
— Stress kann Blutgefäße verengen, das Herz schneller schlagen lassen und den Blutdruck erhöhen.

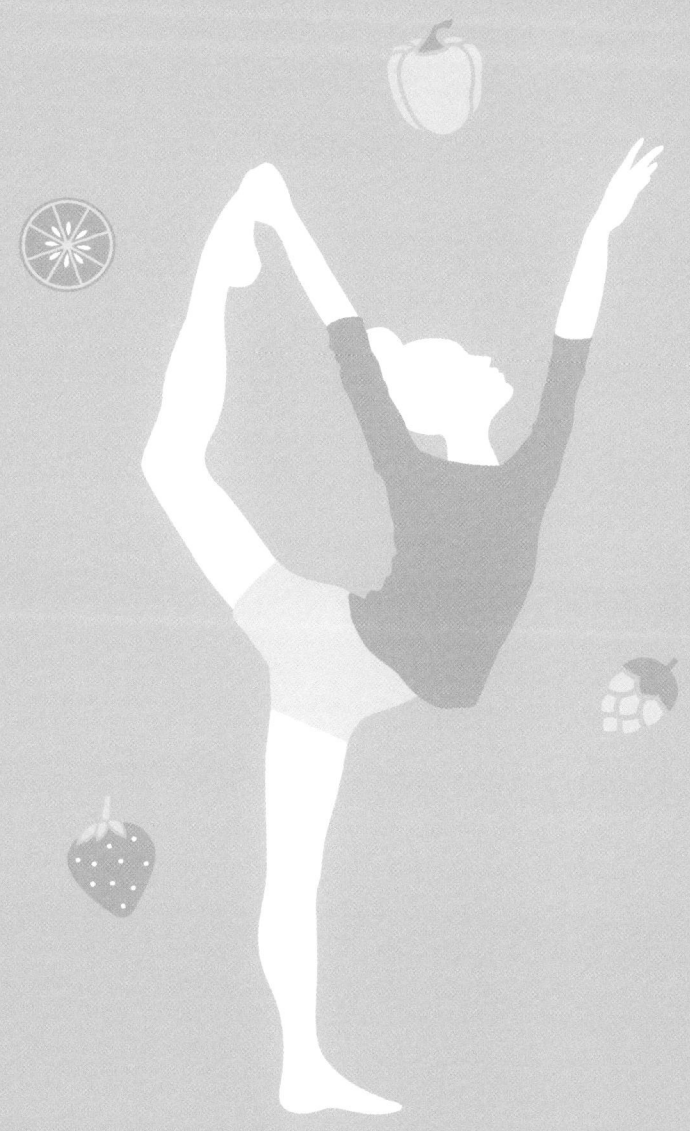

KAPITEL 7

HOPE *on* TOUR

Meine Tochter! – Ina und Liv begegnen sich zum ersten Mal

VANESSA:

Am 18.07.2022 wechselt Ina die Station. Jetzt ist sie auf der Stroke Unit, auf der die Frühreha beginnt. Stroke Unit heißt übersetzt »Schlaganfall-Einheit« und ist eine spezialisierte Krankenstation, auf der Menschen nach einem Schlaganfall behandelt werden. Zu dem Zeitpunkt werden bei Ina eine verminderte Sprachproduktion, eine Halbseitenlähmung (Hemi-plegie), eine Lähmung des Gesichtsnervs (faziale Parese) und eine Blick-lähmung nach links (Blickparese) festgestellt. Eine Prognose kann uns zu diesem Zeitpunkt niemand geben.

Eine **Stroke Unit** ist eine spezialisierte Abteilung in einem Kran-kenhaus, die sich auf die Behandlung von Schlaganfällen speziali-siert hat. Dort arbeiten Ärzt*innen und Pflegepersonal zusammen, um Schlaganfallpatient*innen schnell und effektiv zu behandeln und ihre Genesung zu fördern. Die Einheit ist mit modernster Ausrüstung ausgestattet und bietet rund um die Uhr Überwachung und Therapien, um die bestmögliche Versorgung zu gewährleisten.

Am 22.07.2022, acht Tage nach Livis Geburt, darf ich sie endlich mit auf die Station bringen – und auch das erste Mal feste Nahrung. Ich entscheide mich für eine Laugenbrezel, weil das Inas Lieblingsgebäck ist. Direkt um zehn Uhr bin ich da und filme diesen Moment auch, weil ich will, dass Ina den auch in Erinnerung haben wird. Ich kann mich noch erinnern, wie Ina sagt, dass Livis Kopf ganz weich ist. Sie hat Angst, ihr wehzutun, weil sie noch so klein ist.

INA:

Ich weiß schon, dass ich gleich unsere Tochter kennenlernen werde. Zehn Monate lang, während der gesamten Schwangerschaft von Nessi, habe ich Zeit gehabt, mich auf diesen Moment vorzubereiten. Ich habe jeden Tag Bubus Bauch gestreichelt und mich so auf unsere Kleine gefreut. Wir haben uns die Geburt ausgemalt, und ich habe alles perfekt vorbereitet. Jetzt sind wir zwar beide im Krankenhaus, aber die Geburt ist schon lange vorbei, und ich bin die Patientin. In meinem Kopf sind ganz wirre Gedanken und tiefe Trauer über die aktuelle Situation.

Dann kommen sie: Nessi, ihre Mama und Olivia Rose. Ich habe noch nie so viel Angst gehabt, etwas kaputt zu machen, wie in diesem Moment. Ich will nicht zu laut sein, nicht zu grob, nicht zu stark riechen. Jetzt kann ich sie das erste Mal anfassen - ihre Haut und alles an ihr ist noch so weich. Ich habe wirklich große Panik, dass ich etwas falsch mache, gleichzeitig freue ich mich so sehr, sie endlich zu sehen. Natürlich kann ich sie nicht mit beiden Armen halten, wie ich es mir gewünscht habe. Aber ich bin so erfüllt von Glück, dass ich in diesem Moment alles vergesse. Ich glaube, für den ersten Augenblick bin ich mal nicht traurig. Ich will ihr nicht das Gefühl geben, dass es einen Grund zur Trauer gäbe.

Kleine Olivia, danke, dass du mir einen ersten Lichtblick geschenkt hast. Du bist noch so klein und jetzt schon fähig, so Großes zu vollbringen.

Von diesem Zeitpunkt an spendet mir die Kleine jeden Tag Kraft. Wenn ich nicht mehr kann, schaue ich mir Bilder von ihr an. Ohne sie und Nessi hätte ich es niemals so weit zurück ins Leben geschafft. Sie sind mir eine unendliche Stütze.

VANESSA:

Weil Olivia am Anfang sehr viel schläft, habe ich viel Zeit und nutze sie für Recherchen. Stundenlang hänge ich an meinem Handy und lese alles über Schlaganfälle, was ich finden kann. Was ist ein Schlaganfall? Wie kann man den Betroffenen helfen? Wie sehen die Rehabilitationschancen aus? An Tag 15 schreibt mir Ina zum ersten Mal einen Brief. Ich kann diesen zunächst gar nicht richtig entziffern, weil Ina erst mit der Zeit wieder lernt, leserlich zu schreiben. Sie gibt mir bei jedem Besuch einen Brief mit. Ich freue mich so, wenn ich wieder einen neuen Brief bekomme. Es fällt ihr bei meinen Besuchen nämlich schwer, Emotionen zu zeigen oder auszudrücken, aber beim Schreiben schafft sie es. Auch wenn mir bei jedem Brief die Tränen kommen, bewahre ich sie alle auf.

27.07.2022, Brief von Ina an Olivia

Liebe Livi,

heute sind es gerade Mal zwei Wochen, seit du bei uns bist. Ich hab mir das alles so anders vorgestellt und stattdessen liege ich in meinem Krankenbett und vermisse meine Familie so sehr. Ich habe viel nachzudenken, so auch über einige Dinge, die ich dir sagen möchte.

Sei mutig! Liebe aufrichtig!

INA:

Die anfängliche Unsicherheit meiner Tochter gegenüber behalte ich trotz großer Liebe zu ihr auch in den nächsten Wochen leider bei. Ich bin am Anfang zu weit weg gewesen, um mich dazugehörig zu fühlen. Deshalb bleibe ich weiter zurückhaltend. In meiner Familie bin ich die Jüngste, deswegen habe ich mit Kindern oder Babys kaum Berührungspunkte gehabt. Erst als junge Frau, während ich schon studiert habe, bin ich mit Kindern, allerdings größeren, zusammengekommen, denn ich habe Nachhilfe gegeben. Es ist für mich also völliges Neuland.

Mit jedem Treffen wird mir dieses kleine Wesen vertrauter und immer weniger fremd. Sehr schnell muss ich immerzu an sie denken und will immer um ihr Wohlbefinden wissen. Nessi und ich machen aus, dass sie sie mitbringt – und Bubu macht es jedes Mal möglich. Es ist ein bisschen so, als wäre man richtig verknallt: Ich will über Liv immer Bescheid wissen, ihr alles ermöglichen, und bin traurig, wenn sie nicht bei mir ist. Bubu und ich brauchen Strategien, wie wir über die Distanz trotzdem eine Bindung aufbauen können. Eines Tages bekomme ich ein großes Paket. Das Pflegepersonal wundert sich noch, was ich da bestellt habe. Als ich es auspacke, finde ich ein großes blaues Disney-Buch darin. Bubu und ich haben vor Livs Geburt ein rotes mit Prinzessinnengeschichten davon gekauft, weil es uns in der Buchhandlung so angesprochen hat. Das liegt bei Bubu zu Hause. Ich kann zwar noch immer nicht bei meiner Liv sein, aber jetzt kann ich ihr eine Gutenachtgeschichte vorlesen. Ich bin heute noch sehr gerührt von der Idee. Nachmittags bereite ich jeden Tag eine Geschichte vor, übe sie vorzulesen und trage sie abends dann Bubu und Liv am Telefon vor. Das ist eine super Übung für meine Stimme und, viel wichtiger, so kann sich Livi an meine Stimme gewöhnen. Wir versuchen, aus der Situation das Beste zu machen und kleine Glücksmomente zu schaffen.

Es dauert nicht lange, bis ich eine enorme Nähe und Verantwortung Liv gegenüber verspüre. Ich will unbedingt für sie da sein. Es hat Etappen gegeben, wo ich nicht mehr leben wollte und fest entschlossen war, alles zu beenden. Ich habe dann immer ihr Gesicht vor Augen gehabt und wusste sofort, wofür ich kämpfe. Diesen kleinen Menschen nicht richtig kennenzulernen oder nicht für sie da zu sein, hätte ich mir nicht verziehen. Olivia hat mir das Leben gerettet. Ich weiß, dass sie mich brauchen wird, und ich will eines Tages so für sie da sein, wie sie für mich da gewesen ist. Es ist meine Verantwortung, für sie eine Mama zu sein und ihr zu zeigen, wie toll der Weihnachtsmann ist, ihr bei den Hausaufgaben zu helfen oder mit ihr Kaffee trinken zu gehen. Ich möchte auf sie aufpassen und ihr die Werte mit auf den Weg geben, die ich für richtig erachte.

In der ganzen darauffolgenden Zeit habe ich fest im Kopf, dass ich für meine Kleine da sein muss, für sie kämpfen möchte. Ich liebe sie von Tag zu Tag mehr. Sie gibt mir so viel Halt in dieser Zeit. Von allen neuen Therapeut*innen oder Ärzt*innen werde ich als Mutter bezeichnet: »Sie sind ja auch kürzlich Mutter einer Tochter geworden, Frau B.« - es ist ein enormes Gefühl, ein Elternteil zu sein.

Den Kinderwagen allein zu schieben, ist ein großer Meilenstein. Natürlich habe ich es mir anders ausgemalt und gehofft, meine Runde mit ihr woanders drehen zu können. Aber hey, ich bin trotzdem stolz, dass ich es – auf den Kinderwagen gestützt – von der Intensivstation auf die Straße schaffe, um mit meiner Tochter spazieren zu gehen. Solche Augenblicke kann nur sie mir geben. Wenn sie bei mir zu Besuch ist und ich mit ihr in diesem furchtbar unbequemen harten Bett kuscheln kann, ist die Welt für einen Moment gar nicht mehr so furchtbar. Wenn ich abends schlafen gehe, riecht alles im Bett noch nach ihr - nach diesem leicht süßlichen, pudrigen Mädchen. An diesen Tagen musste ich keine Angst haben, weil ich mich wohlfühle. Ich bin nach den Therapien oft kaputt und todmüde, weiß aber, dass ich noch meine kleine Liv sehen werde. Also will ich mir nicht anmerken lassen, dass ich am Ende bin. Jeden Tag versuche ich, mehr zu mir selbst zu finden, damit Liv ihre Mami so lebensfroh und glücklich kennenlernt, wie sie einst gewesen ist. Ich schreibe ihr Briefe, lese ihr vor und verspreche, jeden Tag alles zu geben. Nicht einen Tag wird es geben, an dem ich mir vorwerfen könnte, nicht alles gegeben zu haben – das verspreche ich ihr, als sie in meinem harten Krankenhausbett liegt und mit meinem Kuscheltier Rosie spielt. In der Klinik habe ich nicht nur ein, sondern viele Kuscheltiere, selbst einen XXL-Teddy, den Bubu auf dem Weihnachtsmarkt gewonnen hat und der mein Bett noch mehr verkleinert und kuschelig macht.

Mein Versprechen an Liv habe ich bisher jeden Tag eingehalten und nehme solche Aussagen sehr ernst.

KAPITEL 8

HOPE on TOUR

Oh wow, ein Baby! – Vanessa lernt das Mamasein

VANESSA:

Nachdem Ina den Schlaganfall erlitten hat und Livi auf die Welt gekommen ist, ziehe ich erstmal zu meiner Mutter und meinem Stiefvater in das Kinderzimmer meiner kleinen Schwester Laura, die selbst schon vor drei Jahren ausgezogen ist. Mein altes Kinderzimmer ist heute der Sportraum, in dem Ina den Schlaganfall gehabt hat. In Lauras Zimmer habe ich eine ausziehbare Couch.

Meine Mutter und mein Stiefvater Olaf holen die Wickelkommode und meine persönlichen Sachen aus Inas und meiner Wohnung, damit ich mich in ihrem Zuhause etwas wohler fühle. Vom ersten Moment meines Einzugs an bin ich sicher: Ohne Ina gehe ich nicht mehr in unsere Wohnung zurück. Aber ein paar Wochen später, ungefähr Ende August, muss ich dorthin, um Kleidung zu holen. Und es ist schrecklich. Ich fahre mit einem Kloß im Hals hin, und als ich die Haustür aufschließe, fließen sofort die Tränen. Fast alles ist noch genau so wie vorher. Der Wäscheständer steht noch da, der Kühlschrank mit unseren ganzen Polaroid-Bildern und den vielen vorgekochten Gerichten für die Zeit nach der Geburt. Unser Bett. Unser fertig eingerichtetes Kinderzimmer. Die Wohnung sieht so lebendig und gleichzeitig verlassen aus; eigentlich wartet sie nur darauf, dass wir alle wieder nach Hause kommen. Aber nein, es geht nicht. Ich packe schnell die Kleidung und gehe sofort wieder. Den Mietvertrag kann ich zu dem Zeitpunkt noch nicht kündigen. Ich möchte zwar nicht zurück, aber weiß nicht, wann unser Haus endgültig fertig sein wird und ob wir dort überhaupt einziehen können. Das ist alles in der Schwebe. Deshalb ist es in diesem Moment, vor allem mit der neugeborenen Livi, die beste Entscheidung, bei meinen Eltern zu wohnen. Sie haben mir in dieser Zeit viel geholfen – von Haushalt über Job bis hin zu Olivia. Ohne ihre Unterstützung hätte ich das niemals geschafft. Dafür bin ich bis heute mehr als dankbar.

Ich weiß zwar langsam, wie man Windeln wechselt und was Livi Tag für Tag braucht – aber es ist trotzdem eine unglaubliche Umstellung. Ich liebe Olivia von ganzem Herzen und habe gerade deshalb große Angst, alles falsch zu machen und meiner Kleinen nicht gerecht zu werden, weil mein Kopf gerade viel zu voll ist. Für uns drei habe ich mir doch alles anders vorgestellt. Kann ich ihr die Aufmerksamkeit und die Liebe schenken, die sie verdient, oder wird sie auch meine unfassbare Traurigkeit spüren? Bin ich eine gute Mutter? Diese Fragen gehen mir minütlich durch den Kopf. Auf der einen Seite will ich für Ina da sein, die mich gerade mehr denn je braucht. Auf der anderen Seite kommt für mich als Mutter so viel Neues auf mich zu und ich möchte für Livi sorgen und sie meine Liebe spüren lassen. Doch diesen Spagat schaffe ich oft nicht gut.

Am Anfang vernachlässige ich mich selbst, gehe nicht raus, schreibe niemandem und will von niemandem etwas wissen. Ich erinnere mich noch genau an meinen ersten Spaziergang drei Wochen nach der Geburt. Da fasse ich das erste Mal den Entschluss, allein mit Liv im Kinderwagen zu meinen Großeltern zu laufen. Es sind nur fünf Minuten Fußweg, aber es fühlt sich für mich wie eine Ewigkeit an. Im Nachhinein bin ich aber so stolz auf mich. Obwohl Ina und ich uns jeden Tag geschminkt haben und wir die Tage ohne Make-up an einer Hand abzählen können, fasse ich die ersten Monate nach unserem Schicksalsschlag die Schminktasche nicht einmal an, weil ich davon überhaupt nichts wissen will und so viele Sachen so belanglos geworden sind. Dinge, die uns vorher so wichtig gewesen sind, sind auf einmal egal, als hätte ich in dieser Zeit meine Ziele, Routinen und Wünsche über Bord geworfen und sie in Trauer versinken lassen. Meine Gefühle gegenüber unserer Tochter sind am Anfang kompliziert. Natürlich liebe ich sie von Anfang an – aber in mir drin herrscht so viel Chaos, dass ich keinen richtigen Zugang zu diesem Gefühl habe. Diese unendliche Liebe, die ich heute mit jeder Faser meines Körpers spüre, war damals wie von einem Nebelschleier verhüllt, den ich nur schwer durchbrechen konnte. Nach der Geburt fühle ich mich nicht so ungetrübt glücklich, wie ich es mir immer ausgemalt habe und von anderen Müttern beschrieben bekam. Stattdessen sehe ich vor allem die große Verantwortung. Gerade jetzt, wo ich vor lauter Verzweiflung und Angst nicht funktionieren kann, muss ich es tun. Ich möchte eigentlich nur in meinem Bett liegen und an die Wand starren. Aber ich muss Windeln wechseln und für Livi sorgen. Ich kuschele mit ihr und zeige ihr meine Liebe, so gut ich kann, aber es ist alles andere als einfach. Und ich muss mich auch ausruhen. Ich blute durch die Geburt noch so stark, dass ich meine Netzhöschen und Surfbretter – das sind dicke Slipeinlagen – jede Stunde wechseln muss und meine Gebärmutter stark schmerzt.

Nach einer Geburt haben Frauen für mehrere Wochen einen sogenannten **Wochenfluss**, eine Blutung aus der Gebärmutter. Das ist ein normaler und notwendiger Prozess, bei dem die Gebärmutter gereinigt wird und sich in ihren Zustand vor der Schwangerschaft zurückbildet.

Aber auf mich und mein Wochenbett kann ich mich nicht konzentrieren. Zeitweise frage ich mich, warum ich ausgerechnet jetzt Mutter bin. Wieso zu diesem Zeitpunkt? Ich wollte schon immer früh Mama werden, mit 25 ist das auch recht früh im Vergleich zu unseren Freund*innen, aber der Zeitpunkt fühlt sich durch das, was passiert ist, plötzlich falsch an. Ich werde weder Olivia gerecht noch Ina, die diese Zeit nicht miterleben kann, noch mir selbst. Heute weiß ich, dass Liv meine Rettung gewesen ist. Rückblickend ist es zwar die schwerste Zeit in meinem ganzen Leben, aber Liv hat mir unglaublich viel Kraft gegeben – auch wenn die schlaflosen Nächte natürlich kräftezehrend sind. Im Juli und August 2022 habe ich Momente, da möchte ich nicht mehr hier sein. Mit meiner Mutter spreche ich darüber. Ein Leben ohne Ina ist kein Leben für mich. Deshalb fahre ich in den ersten Monaten nicht selbst Auto, denn ich befürchte, dass ich zu abgelenkt sein könnte oder sich irgendwelche Wünsche verstärken und ich Mist bauen könnte. Es ist das erste Mal in meinem Leben, dass ich keinen Sinn mehr sehe. Aber dann halte ich diesen kleinen Menschen im Arm und denke mir: »Ich bin für ihre Kindheit verantwortlich.« Und ich weiß, sie wird mich brauchen. Ina wird mich brauchen. Ich kann jetzt nicht egoistisch sein und einfach gehen, weil es vielleicht der leichtere Weg zu sein scheint. Der Gedanke, meine Tochter nicht aufwachsen zu sehen … nein, das geht nicht.

Irgendwie habe ich mich auch so komisch gefühlt, dass ich gesund bin. Ich habe mir die Frage gestellt, wieso es nicht mich getroffen hat. Wieso darf Ina nicht hier sitzen und mit Liv spielen und ich bin im Krankenhaus? Am liebsten möchte ich Plätze tauschen – kein Mensch hat so etwas verdient, aber vor allem nicht Ina. Sie ist so ein liebevoller, fürsorglicher Mensch, der sich immer als Letzte anstellt. Es ist nicht fair. Inas Briefe geben mir in dieser schweren Zeit neben Liv viel Kraft.

Wenn eine frischgebackene Mama sich ein paar Tage nach der Geburt ihres Babys traurig und müde fühlt, nennt man das auch »**Babyblues**«. Diese Phase geht normalerweise schnell wieder vorbei. Es ist wie eine Achterbahn der Gefühle, weil sich der Körper und die Hormone noch an alles Neue anpassen müssen. Halten diese Emotionen länger an oder sind sehr heftig und intensiv, kann eine **Wochenbettdepression** vorliegen. Dann kann es Müttern schwerfallen, sich um das Baby zu kümmern oder ihm nahe zu sein. Aber es gibt medizinische Hilfe und Wege, um sich wieder besser zu fühlen.

VANESSAS MUTTER ERINNERT SICH:

Nach dem schicksalshaften Tag waren wir alle wie gelähmt. Es kam uns vor wie ein böser Traum, und wir hofften zu erwachen. Leider passierte das nicht. Als man uns mitteilte, dass Ina einen Schlaganfall gehabt hatte, war das für mich ein so großer Schock. Alles kam auch bei mir wieder hoch. Im November 2021 hatte ich selbst einen Schlaganfall erlitten und nun acht Monate später Ina. Das konnte doch nicht wahr sein, das war wie ein Schlag ins Gesicht.

Ich kämpfte mich zu dieser Zeit doch selbst wieder in den Alltag zurück, und nun musste ich die Starke für die drei sein. Mein eigener Schlaganfall hat mich emotional selbst sehr belastet und tut es heute immer noch. Ich dachte: Jetzt nur nicht darüber nachdenken, sonst verzweifle ich. Vor meinem Schlaganfall wollte ich Karriere machen, die Kinder waren schließlich aus dem Haus, und ich hatte große Pläne für die Zukunft. Meine Krankheit hat mir bewusst gemacht, wie schnell alles vorbei sein kann und dass man nicht auf das »angebliche« große Glück warten sollte. Gesundheit ist das wichtigste Gut auf dieser Welt.

Wir versuchten, alles unter einen Hut zu bekommen, denn wir wollten in dieser schwierigen Zeit für die Kinder da sein. In der gemeinsamen Wohnung packten wir alles zusammen, was Nessi und Livi für den Start benötigten. Es war ein schlimmes Gefühl für uns. Alles war noch so, wie sie es vorher verlassen hatten. Das Kinderzimmer war perfekt eingeräumt, alles war bereit für unsere kleine Enkeltochter. Eine ganz surreale Situation.
Die ersten Wochen mit Livi waren sehr schwierig, denn wir mussten allen gerecht werden. Auf der einen Seite versuchten wir, Nessi Halt zu geben, sie bestmöglich zu unterstützen. Wir redeten viel mir ihr, denn ich hatte Angst, dass sie sich etwas antun könnte. Da war so viel Schmerz und Leid. Sie nahm so viel ab, ich glaubte schon, bald könnte ich durch sie hindurchsehen. Sie schloss sogar eine Lebensversicherung ab, damit die kleine Liv abgesichert ist. Ich musste oft darüber nachdenken, wie viel Leid ein Mensch ertragen kann, bevor er sich was antut. Aber Nessi war stark, Gott sei Dank. Rückblickend kann ich heute sagen, dass sie durch diese Situation ein extrem starker Mensch geworden ist.

Auf der anderen Seite mussten wir auch alle für das kleine Wesen da sein. Ich wechselte mich in den ersten drei Monaten mit

Nessi nachts ab. Eine Nacht schlief Liv bei ihr, dann eine bei mir. So konnten wir beide wenigstens etwas Kraft tanken. Olivia war von Anfang an ein pflegeleichtes Baby. Unser kleiner Sonnenschein. Es schien für mich fast so, als ob sie innerlich spürte, dass sie ein kleiner Schatz sein musste. Sie gab uns so viel Halt in dieser Zeit.

Im Oktober war ich nur noch ein Schein meiner selbst. Ich lief durchs Haus wie ein Zombie. Es war alles zu viel für mich. Ich war ja selbst noch krank. Mein Mann sagte dann, er habe Angst um mich, und bat mich, etwas kürzerzutreten. Nessi übernahm dann die Nächte bis auf ein- bis zweimal die Woche komplett selbst. Ich fühlte mich dabei, als würde ich sie hängen lassen, aber ich musste auf mich aufpassen. Am 23.03.23 musste ich mit Verdacht auf einen Reinfarkt erneut ins Krankenhaus. Der Stress, dieses Leid und immer nur die Starke sein zu wollen hatte einfach nicht funktioniert.

KAPITEL 9

HOPE *on* TOUR

Ein Schirmchen im Herzen – Erste Über–lebensmaßnahmen

VANESSA:

Die ersten vier Wochen nach Inas Schlaganfall sind die härtesten. Ängste. Trauer. Wut. Trotzdem gibt Ina nie auf und macht weiter Fortschritte. Der erste große Meilenstein passiert am 28. Tag – ein Lächeln. Auch wenn es ein schiefes Lächeln ist, geht es um die Bedeutung dahinter. Am 40. Tag folgt eine wichtige Operation: Durch ein etwas größeres Loch im Herzen (PFO), das Ina schon seit der Geburt hat, ist dieser Schlaganfall überhaupt entstanden. Ihr fragt euch sicher, warum das vorher niemand bemerkt hat. Wir haben es beide nicht gewusst, denn es hat vorher niemals Anzeichen bei Ina gegeben, dass ein angeborener Herzfehler vorliegt. Im Zuge dieser Operation wird ein kleines Schirmchen gesetzt, um das Loch zu verschließen, damit sich dort nicht noch mal ein Blutgerinnsel bilden kann.

Das **»Persistierende Foramen ovale« (PFO)** ist ein Loch zwischen den oberen Herzkammern, das normalerweise nach der Geburt geschlossen sein sollte. Wenn dieses Loch jedoch offen bleibt, besteht die Möglichkeit, dass Blutgerinnsel, die sich normalerweise in den Venen befinden, durch das PFO in den arteriellen Kreislauf gelangen können. Der arterielle Kreislauf ist der Kreislauf, der Blut vom Herzen zu den verschiedenen Organen und Geweben im Körper transportiert. Wenn ein Blutgerinnsel vom venösen in den arteriellen Kreislauf gelangt, kann es durch den Körper wandern und potenziell zu einem Schlaganfall führen, wenn es ins Gehirn gelangt und ein Blutgefäß blockiert.

INA:

In wenigen Tagen ist es so weit – es muss eine weitere OP vorgenommen werden, die den Defekt – die Öffnung meines Herzens – verschließt, sodass kein Thrombus auf gleichem Wege ins Gehirn gelangen kann. Der Arzt, ein Kardiologe, gibt auf meiner Station Bescheid, dass er gern ein Aufklärungsgespräch mit mir und meiner Familie führen möchte. Im Termin erklärt er, wie der Eingriff ablaufen wird. Er rät mir, keine Vollnarkose in Anspruch zu nehmen, da das OP-Team bei diesem Eingriff auf meine Mithilfe angewiesen ist. Ich verstehe zunächst nur Bahnhof, erfahre dann aber, wie mein Einsatz sein wird: Ich muss das PFO-Schirmchen durch einen Schlauch schlucken, damit es an der entsprechenden Stelle platziert werden kann! Ich bekomme Panik, dieser Aufgabe fühle ich mich nicht gewachsen. Da der Eingriff zeitnah geplant ist, überlege ich lediglich bis zum Abend, sehe die Notwendigkeit der OP ein und unterschreibe schließlich den Aufklärungsbogen. Für die nächsten Tage bin ich etwas verunsichert, und meine Therapeut*innen in der Reha merken mir meine Anspannung an. Am Dienstagabend kommt ein Pfleger zu mir und teilt mir mit, dass der Eingriff für den nächsten Morgen geplant ist. Weil ich in einem Lehrkrankenhaus bin, würden sie gern eine OP mit einigen Zuschauenden durchführen. Ich willige mit etwas Unbehagen ein, will aber gern helfen. Am Abend versuche ich mich abzulenken, telefoniere viel, schaue eine Serie. Ich habe alle Staffeln von »Gilmore Girls« in der Krankenhauszeit gesehen.

Der Tag der OP: Um 8:00 Uhr soll es losgehen, um 8:30 Uhr bin ich noch immer im Zimmer, und die Aufregung steigt. Weil eine leichte Betäubung zur Beruhigung vorgenommen werden soll, muss ich nüchtern bleiben. Es fühlt sich an, als würde ich verdursten und verhungern, was natürlich nicht stimmt. Mehrmals frage ich nach, wie lange es noch dauern wird, und dann werde ich endlich abgeholt und mit dem Bett in den OP-Saal gebracht. Dort muss ich noch einmal warten. Der Arzt, der mich operieren soll, wurde nachts wegen eines Herzinfarkts bei einer anderen Patientin gebraucht und hat bis in die Morgenstunden operiert. Damit er für meinen Eingriff fit ist, muss er sich noch etwas hinlegen, und es kommt zu Verzögerungen. Ich halte es kaum noch aus, verstehe aber den Grund und nutze die Wartezeit, um mich mit den OP-Schwestern vertraut zu machen. Sie erzählen mir, dass der Eingriff schon etliche Male gut durchgeführt worden sei und mich die Zuschauer*innen bloß nicht nervös machen sollen. Manche der OP-Krankenpfleger*innen kenne ich bereits, und wir unterhalten uns so lange, bis der Arzt kommt. Auch Nessi und meine Familie kann ich über den Aufschub informieren, denn mein Handy habe ich dabei.
Es geht los: Ich erkenne die Stimme des Arztes, und kurz darauf schiebt er die blauen Vorhänge des OPs beiseite. Er zeigt mir das Schirmchen für den Verschluss der Öffnung in meinem Herzen und entschuldigt sich für die Verzögerung. Kurz darauf erhalte ich über meinen Zugang das Betäubungsmittel. Als es wirkt, wird an der Leiste ein Schlauch eingeführt, der die Kamera enthält. Ich sehe auf der linken Seite über einen Monitor, wie die Ärzt*innen sich das Herz anschauen.

Kurz darauf folgt mein Einsatz, und die OP-Schwester bereitet mich mental darauf vor, dass sie mir den Schlauch, in dem sich das Schirmchen für den Verschluss befindet, gleich durch den Mund und über den Rachen einführt. Ich bin sehr aufgeregt und habe währenddessen auch Schmerzen. Nach wenigen Augenblicken ist der Prozess aber geschafft, und die Ärzt*innen sehen über die durch die Leiste eingeführte Kamera das Schirmchen. Dieses rücken sie dann an Ort und Stelle. Plötzlich kommt es zu starkem Blutverlust. Die Ursache dafür kenne ich leider nicht, aber der Kardiologe wirkt auf die Stelle mit starkem Druck, um die Blutung zu stoppen. Ich bekomme Panik und bekomme noch ein Beruhigungsmittel. Nachdem der Schreckmoment vorüber ist, teilt mir das OP-Team mit, dass der Eingriff geschafft ist und das Schirmchen perfekt sitzt, sodass kein Thrombus mehr auf diesem Wege ins Gehirn gelangen kann. Ich bin sehr erschöpft, aber auch unsagbar froh, es geschafft zu haben. Vorerst steht »nur« noch eine weitere OP an, um meine fehlende Schädeldecke wieder einzusetzen.

16.08.2022, Brief von Ina an Vanessa

Hallo Bubu,

dass wir mal so doll Geduld üben werden, aber dann haben wir das auch erledigt. Lass dein schönes Köpfchen nicht hängen – die nächsten Jahre werden besser ♥.

Schönen ersten Hochzeitstag, Engel! Deine Ina ♥

KAPITEL 10

HOPE *on* TOUR

Fortschrittchen in der Reha – auf die Beine kommen

INA:

Am 23.07.2022 werde ich auf die Frühreha-Station verlegt. Nessi dreht in dieser Zeit ein Videotagebuch, deshalb können wir heute die Zeit sehr gut rekapitulieren. Wir können uns nämlich nicht mehr an jeden einzelnen Meilenstein erinnern. So oft vergessen wir die Anfangszeit. Einerseits ist das gut, weil sie wirklich unfassbar schwer und hart gewesen ist, andererseits erinnern wir uns oft auch nicht mehr, wo wir gestartet und wie weit wir schon gekommen sind.

Da bin ich also: 26 Jahre alt, weiblich, bekannt aus dem Internet, mit großem Schlaganfall. »Wie ist es eigentlich, so jung einen Schlaganfall zu haben?« ist häufig eine der ersten Fragen. Inzwischen ärgere ich mich nicht mehr darüber. Zu Beginn ist das anders gewesen, denn wie soll es schon sein!? Ziemlich bescheiden! Ich bin heute froh darüber, dass ich am Anfang noch nicht wieder ganz ich selbst gewesen bin, sonst hätte ich es vermutlich noch schwerer weggesteckt. Ich habe zuerst nicht gewusst, dass ich eine so enorm lange Zeit im Krankenhaus verbringen würde, und auch nicht, was auf mich zukommen würde. Was ich dagegen schnell begriffen habe, ist, dass ich mich in das Gebilde einfügen muss. Im Krankenhaus muss es überall hell sein, und über die Klingel kann ich nach einer Person vom Pflegepersonal rufen, die für mich da ist, wenn ich Hilfe brauche. Wenn man in einer unpässlichen Lage ist, ist es leichter, die Dinge mit Humor zu nehmen. Also habe ich irgendwie versucht, das Beste daraus zu machen und mich mit den Menschen zu unterhalten, um Bindungen aufzubauen. Wenn so etwas Grauenvolles passiert, hat man das Gefühl, alles verloren zu haben: die eigene Freiheit, das Umfeld, die Orientierung.

In der Klinik ist alles groß, weiß und gruselig. Nach vielen Gesprächen mit meiner Familie habe ich aber verstanden, dass ich nur etwas ändern kann, wenn ich meine Situation zunächst akzeptiere. Dabei haben mir eine neue Sichtweise und Bewertung meines Lebens geholfen. Auch wenn es mir vor allem in der Anfangszeit extrem schwergefallen ist, habe ich mich an den Gedanken geklammert, dass mein Leben nicht vorbei ist, dass es jetzt kein schlechteres Leben im Vergleich zu meinen Vorstellungen und Zukunftswünschen ist, sondern einfach ein anderes. Nachdem ich ein paar Mal die Station gewechselt habe, fürchte ich mich nicht mehr davor. Die ersten Male sind natürlich sehr ungewohnt, und mir gehen Gedanken durch den Kopf wie beim Wechsel der Schulklasse (Wie werden die sein? Werden die mich mögen? Werde ich zurechtkommen?). Als ich dann auf der Frühreha-Station ankomme, startet die etwas bessere Zeit: Ich darf mein Zimmer gestalten, das Personal ist lockerer, und dadurch ist dieser extreme Krankenhauscharakter weniger ausgeprägt – es fühlt sich ein bisschen nach Ferien- oder Trainingslager an. Ich entwickle schnell den Biss, unbedingt zeigen zu wollen, wie gut und stark ich bin. So kann ich mich auf die verschiedenen Anwendungen freuen und habe viel mehr Struktur.

Immer sonntags bekomme ich den neuen Therapieplan, der aussieht wie ein Stundenplan. Am Nachmittag und in den Pausenzeiten habe ich Zeit für mich oder muss manchmal zu Untersuchungen.

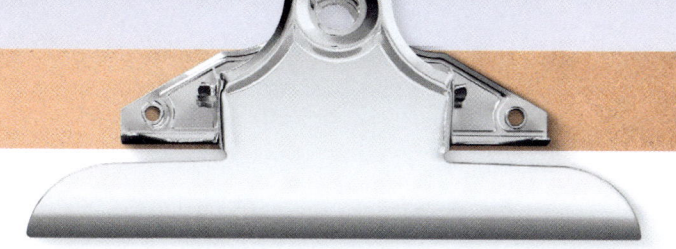

BEISPIELTAG:

6:35 Uhr: *Wecker*

7:00 Uhr: *Frühstück*

7:30 Uhr: *Badezimmer mit Haarewaschen*

8:05 Uhr: *Aufräumen*

8:15 Uhr: *Verlassen des Zimmers, um zur Therapie zu gelangen*

8:30 Uhr: *Elektrotherapie*

9:15 Uhr: *Logopädie*

10:00 Uhr: *Kaffeepause bzw. Visite*

10:15 Uhr: *Neuropsychologie*

11:15 Uhr: *Ergotherapie*

12:00 Uhr: *Mittagessen*

12:30 Uhr: *Physiotherapie*

13:15 Uhr: *Motomed fahren, selbstständig*

14:00 Uhr: *zurück aufs Zimmer, Sportkleidung anziehen*

14:15 Uhr: *Sporttherapie (Krafttraining, Laufband, Gleichgewicht), selbstständig*

15:00 Uhr: *Kaffeepause mit Snack bzw. Pause*

16:00 Uhr: *virtuelles Training Logopädie*

16:45 Uhr: *virtuelles Training Neuropsychologie*

17:15 Uhr: *Besuchszeit*

18:00 Uhr: *Abendessen*

19:00 Uhr: *Mimiktraining und Hausaufgaben für die Therapien, in Eigenregie*

19:30 Uhr: *Spaziergang*

20:00 Uhr: *Serie oder Lesen*

21:30 Uhr: *Kleidung für den nächsten Tag zurechtlegen und bettfertig machen*

22:00 Uhr: *Medikamente nehmen und Licht aus*

22:30 Uhr: *nicht einschlafen können*

23:00 Uhr: *Schlafen*

Das ist nur ein Beispiel. Klar, nicht jeder Tag ist so voll geplant. Ich versuche trotzdem täglich, Gas zu geben. Die Struktur hilft mir auch, nicht zu viel nachzudenken und lieber die Energie in meine Tätigkeiten zu stecken. Die Ablenkung ist notwendig, um weitermachen zu können.

Das Ziel aller Behandlungen ist, das Beste aus mir herauszuholen und wieder neu zu lernen, was vor meinem Schlaganfall selbstverständlich für mich gewesen ist. Ich soll wieder selbstständig leben und möglichst wieder alles tun können. Bei der Elektrotherapie werden meine Muskeln mithilfe von elektrischem Strom stimuliert und trainiert, um die Beweglichkeit meiner linken Körperhälfte zu verbessern. Die Logopädiestunden sollen mir dabei helfen, wieder gut und richtig zu sprechen und zu schlucken. Bei der Neuropsychologie werden anfangs viele Tests durchgeführt, um festzustellen, wo ich noch Probleme mit dem Gedächtnis, meiner Aufmerksamkeit und Sprache habe, um anschließend daran zu arbeiten. In der Ergotherapie lerne ich, alltägliche Bewegungen auszuführen, zum Beispiel, mich selbstständig anzuziehen. Die Physiotherapie stärkt meinen Körper durch Übungen und Bewegungen und verbessert meine Koordination. Dafür wird ein Motomed eingesetzt. Das ist ein Gerät mit Pedalen und Handgriffen, die sich bewegen lassen. Beim virtuellen Training sitze ich an einem Computer und trainiere mit kleinen Videospielen mein Gehirn. Lange Zeit habe ich Probleme, zu lächeln oder meine Emotionen im Gesicht auszudrücken. Hier hilft mir Mimiktraining dabei, meine Gesichtsmuskeln zu kontrollieren und Gesichtsausdrücke zu machen.

Auch wenn ich immer wieder die Empfehlung bekomme, ich solle mehr Pausen machen und einfach mal entspannen, kann ich darauf nicht hören. Nicht nur, dass ich wegen Liv alles geben will, ich brauche meinen vollen Plan auch, um stolz auf mich zu sein.

Nessi will mich schützen und gibt mir mein Handy erst nicht zurück. Erstens habe ich es durch meine körperlichen und physischen Einschränkungen sowieso nicht bedienen können, und zweitens ist es gut, dass ich nicht so viel von der Außenwelt und den ganzen Kommentaren dort draußen mitbekommen habe. Ich soll mich auf mich selbst konzentrieren. Ende Juli bekomme ich erst einmal ein Tastenhandy. Als ich wieder einigermaßen reden kann, telefoniere ich stundenlang mit Nessi, der Familie und Freund*innen, was mir unglaublich hilft. Ende August möchte ich mein eigenes Handy wiederhaben und lese vereinzelt Kommentare auf Social Media, die mich manchmal aber wirklich durcheinanderbringen. Ich weiß nicht, wie ich damit umgehen soll, immer die Unterstützung einer anderen Person brauchen zu müssen. Am liebsten möchte ich alles selbst machen und für alle da sein. Ich will nicht auf Hilfe angewiesen sein, denn so fühle ich mich nutzlos und möchte niemandem zur Last fallen. Es tut mir leid, wenn ich schon wieder zum Telefon greife, um ein Familienmitglied anzurufen, aber ich möchte keine Sekunde allein sein, weil ich mich anfangs so unwohl in der Klinik gefühlt habe. Wenn ich mich klein fühle, muss ich jemanden anrufen: meistens Nessi, meinen Vater oder meine Schwiegermutter. Es tut gut, wenn ich wenigstens eine Stimme am Telefon höre, während ich auf irgendeinem Korridor sitze und warte.

Auch heute merke ich manchmal noch, was diese Zeit mit mir gemacht hat; ich esse zum Beispiel sehr ungern allein. Die Essenszeiten sind im Krankenhaus oft die Zeiten gewesen, in denen ich bitterlich in meinem Zimmer geweint habe. Wenn ich mit jemandem telefoniert habe, konnte ich es besser zurückhalten. Ich weiß, wie wichtig es ist, alles rauslassen zu können. Allerdings wollte ich mich nicht nur von meinen Emotionen leiten lassen, denn die Energie habe ich gebraucht, um in den Therapien voranzukommen.

Über die Wochen und Monate wachse ich mit vielen Menschen im Krankenhaus richtig zusammen. Mein Zimmer wird immer gemütlicher, und auch meine Stimmung verändert sich. Ich gewinne einige Leute richtig lieb. Stell dir vor, dir würde so etwas passieren und dann sind da diese zunächst fremden Menschen, die gut zu dir sind. Viele von ihnen siehst du jeden Tag, wie deine*n Physiotherapeut*in. Ihr beginnt zusammen zu lachen, gemeinsam auf Erfolge hinzufiebern und arbeitet täglich daran, Fortschritte zu erzielen. Das schweißt zusammen. Auch mit den Ärzt*innen entsteht trotz der professionellen Distanz eine Beziehung.

Ich geniere mich am Anfang oft, traue mich nicht, Dinge zu fragen oder anzusprechen, zum Beispiel wenn ich nicht mit meinem Therapieplan zurechtkomme, weil er zu eng getaktet ist oder die Pausen ungünstig liegen. Außerdem ergeben sich immer wieder Fragen zu meinem Gesundheitszustand, für die ich manchmal Tage brauche, bis ich mich endlich durchringe, zu fragen. Wenn zum Beispiel Untersuchungen wie ein EEG angesetzt werden, bei dem elektrische Aktivitäten des Gehirns gemessen werden, möchte ich gern eine Erklärung haben. Vieles habe ich selbst herausgefunden, aber will gern wissen, wieso genau jetzt diese Untersuchung stattfindet oder ob etwas nicht in Ordnung sei. Irgendwann verstehe ich aber, dass ich in diesem Klinikkonstrukt nur etwas erreichen kann, wenn ich die Verantwortung für mich übernehme, mutig bin und erwachsen werde. Das habe ich dann getan. Mit der Zeit verstehe ich, dass ich jede Kleinigkeit nachfragen muss und das häufig auch mehrmals. In einer so großen Klinik bin ich nur ein Name. Auch wenn mich viele gernhaben – einige kennen mich vielleicht auch von Social Media –, ich bin eine Patientin wie alle anderen auch.

Auf einige Gesichter freue ich mich richtig. Ich schließe sogar Freundschaften. Das Personal kennt mich und meine Eigenarten mit der Zeit, zum Beispiel, dass ich keine Butter auf meinem Brot esse, sondern immer nur Frischkäse mit Belag. Jeder hat doch diese Kleinigkeiten, und je selbstständiger ich werde, desto wohler fühle ich mich. Es ist schön, wenn ich in der Cafeteria begrüßt werde und meine Bestellung schon bekannt ist: »Einen Cappuccino mit fettarmer Milch und einen Apfel, bitte.«

VANESSA:

Ende August kann Ina das erste Mal ihren linken Fuß etwas hochheben und kurze Zeit später ihren Oberschenkel ansteuern. Ich erinnere mich genau, wie uns eine Oberärztin zu Beginn mitgeteilt hat, dass Ina wahrscheinlich lebenslang auf einen Rollstuhl angewiesen sein wird. Sie hat das gesagt, um mir keine falschen Hoffnungen zu machen, aber natürlich ist das sehr niederschmetternd gewesen. Umso glücklicher bin ich, als Ina ihr Bein steuern kann. In diesem Moment überkommen mich solche Glücksgefühle, und wir weinen bitterlich – das erste Mal nach langer Zeit vor Glück. Die Physiotherapeut*innen erklären uns, dass das Bein meistens zuerst beweglich wird, dann der Arm und zum Schluss die Hand. Wir sollen deshalb immer dranbleiben, denn keiner könne uns sagen, wann und ob eine Funktion wiederkommt. Wir glauben also fest daran, dass irgendwann alles so wird wie früher – obwohl wir im Herzen wissen, dass vieles anders bleiben wird.

INA:

Ich nehme jede einzelne Therapie-Einheit als große Chance wahr, wieder etwas zu lernen. Jeder noch so kleine Fortschritt fühlt sich an wie ein Lottogewinn. Die größten Meilensteine sind die motorischen Fortschritte, weil diese Defizite am meisten auffallen und mich seelisch belasten. Es ist ein tolles Gefühl, Bubus stolzen Blick zu sehen, wenn ich ihr etwas Neues zeige. Ich kann mich noch gut daran erinnern, wie ich Bubu die erste Beinbewegung präsentiere. Ich bitte sie, dass wir uns kurz zusammen in mein Bett legen. Dann stelle ich mein Bein an und kippe es nach innen und außen. Natürlich sind die Bewegungen noch unkontrolliert und brauchen viel zu viel Kraft. Es strengt mich unfassbar an, aber es ist so ein großer Erfolg! Am nächsten Tag führe ich meinem Vater meine alte und neugelernte Fähigkeit ebenfalls vor. Ich habe ihm schon am Telefon davon berichtet, aber das ist nicht das Gleiche. Diese Momente machen mich glücklich und geben mir Hoffnung. Nicht selten musste ich weinen, wenn eine Sache wieder funktioniert. Meine Emotionen spielen ohnehin Achterbahn. Weil mich diese Zeit so mitnimmt, kommen mir oft in schönen Situationen die Tränen. Das ist auch heute manchmal noch so. Ich ertappe mich manchmal dabei, dass ich mich für etwas Schönes nicht freuen möchte, weil ich Angst habe, dass wieder etwas Schlimmes passieren könnte.

30.07.2022, Brief von Ina an Vanessa

Hallo Bubu,

das mit den langsamen und kleinen Schritten fällt uns beiden nicht leicht. Am liebsten würde ich mich einmal richtig anstrengen und dann direkt mit zu euch nach Hause. Jetzt ist es aber ein langsames Geduldsspiel, bei dem die Tage immer länger werden. Heute gehen wir in den Streichelzoo, das gibt mir Hoffnung und Normalität. Ein Sonntag, wie wir ihn auch sonst verbringen würden.
Bleib weiterhin so stark, meine Große ♥
Ich liebe dich über alles.
Und meine kleine Familie ♥

In Liebe, dein Bubu ♥

Küsse, einer für Liv, einer für dich ♥

Es gibt natürlich nicht in jeder Therapiestunde einen neuen Meilenstein, was mich oft enttäuscht. Ich lerne erst mit der Zeit, dass viele Übungen Teil eines größeren Ganzen sind und dazu führen, dass etwas anderes wieder funktioniert. Zum Beispiel mache ich in der Physiotherapie unzählige Kippbewegungen mit meinem Rumpf, eine Übung, die zu meinem Gleichgewicht beiträgt. Leider bin ich in solchen Situationen viel zu ungeduldig, und es kann mir gar nicht schnell genug gehen.

Eine Geschichte muss ich euch an dieser Stelle erzählen: Weil ich meinen ungeduldigen Dickkopf so gut wie immer durchsetzen will, handle ich manchmal eigenmächtig und erhalte dafür die Quittung. Als ich mit der Zeit lerne, allein mit dem Rollstuhl zu fahren, wird mir angeraten, zunächst nur kurze Wege zurückzulegen. Ich will das aber nicht hören und mache mich eines Nachmittags eigenmächtig auf den Weg und fahre eine sehr lange Strecke. Ich bin mir vorher so sicher gewesen, dass ich die Cafeteria finden würde und dass es bestimmt gar nicht so weit wäre. Ich komme dort auch an, aber ich habe die Größe der Klinik und damit den Rückweg unterschätzt. Auf halber Strecke zurück bin ich so erschöpft, dass mein Körper mir einen Strich durch die Rechnung macht und ich das Bewusstsein verliere. Das ist mir echt peinlich. Versagen kenne ich eigentlich nicht. Ich will niemanden anrufen, denn ich schäme mich. Und auch der Familie in der Ferne möchte ich keine Angst machen. Eine nette Krankenschwester »findet« mich glücklicherweise und bringt mich auf meine Station zurück. Lektion gelernt.

In den folgenden Wochen trainiere ich weiter hart, sodass ich bald alle Wege selbstständig mit dem Rollstuhl zurücklegen kann. Hätte ich auf die Physiotherapeut*innen gehört, die mir gesagt haben, dass ich geduldiger sein muss, bis ich allein losfahren kann, hätte ich mir diese Aktion sparen können. Über die Wochen und Monate lerne ich diese Lektion dann allerdings und kann mich auch über kleine Etappen freuen, bis wieder ein großer Meilenstein folgt.

INAS EHRGEIZ

Als Neurologin, Psychiaterin sowie Psychotherapeutin und Psychoanalytikern mit eigener Praxis war mir bewusst, dass Inas Weg ein besonders schwieriger sein würde. Ich habe mich als Ärztin dieser Fachbereiche und auch als Mensch intensiv um sie gekümmert und versucht, sie bestmöglich zu unterstützen. Ich besuchte sie regelmäßig auf ihrem Zimmer, sprach mit ihr über Ängste, ihre Zukunft und auch ihre Vergangenheit. Es fanden regelmäßig Teambesprechungen mit ihren Therapeut*innen statt, wo Fortschritte, Erfolge, aber auch Stillstände besprochen wurden.

Inas enormer Ehrgeiz stellte sowohl eine Stärke als auch eine Herausforderung dar. Auch vor ihrem Schlaganfall war sie sehr ambitioniert und hatte einen sehr hohen Selbstanspruch. Diese Persönlichkeitszüge zeigte sie auch während ihres Krankenhausaufenthaltes – oft bis über ihre eigenen Grenzen hinaus. Dies führte manchmal zu Konflikten mit den Therapeut*innen, die in Sorge waren, dass sie sich verausgaben könnte, wodurch auch Rückschläge entstehen können. Ina wollte so viele Fortschritte so schnell wie möglich erzielen. Sie drängte darauf, das Maximale aus ihrer Situation herauszuholen. Es war nicht schwer zu erkennen, dass für Ina das Training essenziell war, um eine schwere Depression zu vermeiden – ein Zustand, der Schlaganfallpatienten sehr häufig trifft, da der Verlust der Kontrolle über die Körperfunktionen, egal in welchem Alter, schwer zu ertragen ist. Durch ihren besonderen Ehrgeiz, aber auch durch ihre innere Stärke und Liebenswürdigkeit, gelang es Ina, eine solche Depression abzuwenden und stattdessen ihre gesamte Situation als Motivation zu nutzen. Ina wurde vom gesamten Team unterstützt, jeder tat in seinem Bereich das Beste, und Ina tat immer noch mehr – auch abends und an den Wochenenden –, sie gönnte sich keine Pause.

Dr. med. Marie Diederichs
Oberärztin Klinik für Neurologie mit Stroke-Unit und Frührehabilitation Neurologie, BG Klinikum Unfallkrankenhaus Berlin

WIE STEHEN DIE CHANCEN, NACH EINEM SCHLAGANFALL WIEDER GANZ GESUND ZU WERDEN?

Durch Rehabilitationsmaßnahmen können viele Menschen nach einem Schlaganfall wichtige Fähigkeiten zurückerlangen. Besonders in den ersten sechs Monaten nach dem Ereignis sind die Fortschritte bei Schlaganfall-patient*innen oft am größten. Vor allem bei Jüngeren lassen sich auch danach noch deutliche Verbesserungen erzielen.

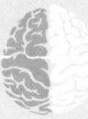

Das Risiko, einen weiteren Schlaganfall zu erleiden, ist innerhalb der ersten zwölf Monate nach dem ersten Ereignis besonders hoch. Ein Jahr nach einem Schlaganfall überleben etwa 75 bis 83 % der Betroffenen, während die Fünfjahres-Überlebensrate bei circa 55 % liegt.

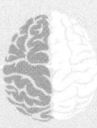

Die Überlebenschancen sind für jüngere Personen deutlich höher, wobei etwa **98 %** der unter 45-Jährigen einen Schlaganfall überleben.

Innerhalb eines Jahres nach dem Ereignis sterben nur **1,5 %** der jungen Schlaganfallpatient*innen.

Von den jungen Schlaganfallpatient*innen im Alter von 18 bis 55 Jahren schaffen es nach einem Hirninfarkt etwa **40 %**, zu ihrer vorherigen Arbeit zurückzukehren. Ungefähr **27 %** sind gezwungen, eine andere Beschäftigung anzunehmen, und etwa ein Drittel kann aufgrund bleibender Einschränkungen nicht mehr arbeiten. **11 %** der jungen Betroffenen erleiden nach einem Hirninfarkt schwere Beeinträchtigungen, während knapp **60 %** nur geringfügige Einschränkungen haben. **30 %** der jungen Patient*innen erholen sich vollständig.

KAPITEL 11

HOPE *on* TOUR

»Augen zu und durch!« – die dritte Operation

VANESSA:

An Tag 77 nach Inas Schlaganfall, am 27. September 2022, ist mein 26. Geburtstag. Für mich ist der Tag ziemlich hart. Natürlich wollen meine Familie und unsere Freund*innen mir den Tag so schön wie möglich machen und mir Dinge schenken, wofür ich auch dankbar bin. Aber ich würde meinen Geburtstag am liebsten ausfallen lassen. Von Geschenken, Kuchen oder Dekoration will ich nichts wissen. Trotzdem gebe ich diesem Impuls nicht nach, denn es ist auch mein erster Geburtstag als Mama. Ich nehme mir also vor, im nächsten Jahr dafür umso größer und schöner zu feiern. An diesem Tag wecken mich meine Eltern mit einem gedeckten Frühstückstisch mit Kuchen und frischen Brötchen. Nachmittags fahre ich ins Krankenhaus zu Ina. Obwohl ich eigentlich gesagt habe, dass ich mir wirklich nur Gesundheit für dieses Jahr wünsche und keine materiellen Sachen, hat sie mir online einen Rucksack bestellt und sich nicht daran gehalten. Ein Lächeln entlockt mir das natürlich trotzdem. Eigentlich bin ich froh darüber, dass mein Ehrentag sich etwas vom Alltag abhebt, denn die Tage fliegen nur so dahin, und irgendwann erreichen wir die Hunderter-Marke – Ina ist schon über 100 Tage im Krankenhaus. Wenn meine Eltern Ina jetzt stützen, kann sie schon ein paar Schritte gehen. Der letzte Operationstermin am Kopf wird für den 7. November vereinbart. Wir beide machen uns noch einmal Sorgen, weil die Operation riskant sein kann.

INA:

Lange fiebere ich auf den Tag hin. Weil meine Schädeldecke fehlt, muss ich für jeden noch so kleinen Weg einen Helm aufsetzen, damit ich mich nicht verletze. Da die »harte Schale« um meinen Kopf teilweise fehlt, muss ich sehr vorsichtig sein – die Verletzungsgefahr ist immens.

Jetzt ist endlich der Zeitpunkt gekommen, an dem mein Gehirn abgeschwollen ist und eine gute Größe erreicht hat, um meine Schädeldecke wieder einzusetzen. Jeden Tag wird mit einem Maßband der Umfang meines Kopfes gemessen. Es ist schmerzlich, wenn die Zahl manchmal größer ist als am Vortag. Bei jedem Millimeter fiebere ich mit und gebe mir selbst oft die Schuld, wenn der Umfang zunimmt und zum Beispiel bei 58,5 cm liegt, statt bei 57,7 cm wie am Tag zuvor. Dabei kann ich den Prozess überhaupt nicht beeinflussen. Ich versuche es trotzdem: Jeden Tipp probiere ich aus, experimentiere mit verschiedenen Positionen beim Schlafen oder Liegen in der Hoffnung, dass es etwas bringen würde.

Es ist November. Ich weiß, dass es in einigen Tagen losgehen wird. Ich werde vom Chirurgen über den Stationswechsel informiert, denn für die OP muss ich auf die Neurochirurgie in eine andere Abteilung verlegt werden. Am Abend des 6. November werde ich inklusive meines Zimmerinhalts (mein Bett, meine Kleidung, Kosmetik sowie alle persönlichen Dinge) vom Transportdienst des Krankenhauses abgeholt. Ich habe ein mulmiges Gefühl und weiß, dass ich die Nacht in einem fremden Zimmer verbringen muss. Glücklicherweise werde ich in ein Einzelzimmer verlegt, damit ich meine Ruhe habe. Die Nacht über versuche ich einzuschlafen, was mir nicht wirklich gelingt. Ich erhalte diverse Einschlaftees, bekomme zu später Stunde sogar Schlaftabletten. Mitten in der Nacht telefoniere ich wieder mit meinem Vater. Als er abnimmt, muss er lachen und sagt, dass er schon auf meinen Anruf gewartet hat. Er weiß, wie groß meine Angst ist. Ich habe zwar schon etliche Male über die OP gesprochen, aber so kurz davor zu stehen, fühlt sich doch ganz anders an. Nessi will ich nicht mit meinen Gedanken zur Last fallen. Ich weiß, dass auch sie große Angst vor dem Eingriff hat, deswegen will ich mich erst morgens bei ihr melden.

Nach einer beinahe schlaflosen Nacht werde ich morgens vom Personal mit einem Glas Wasser geweckt, mehr darf ich nicht zu mir nehmen. Als Nächstes kommt der Anästhesist zu mir, um mich über die Narkose aufzuklären. Ich bitte ihn, mir ein Mittel gegen Übelkeit zu verabreichen, unterschreibe alle Formulare und warte auf die Abholung zur OP. Vorher werde ich noch vorbereitet: Mein Kopf muss erneut rasiert werden. Ich habe große Angst davor, habe aber die letzten Wochen als Vorbereitung auf diesen Tag genutzt. Also mache ich es getreu dem Motto »Augen zu und durch!« und lasse es über mich ergehen. Ich kneife die Augen fest zu, und als ich sie wieder öffne, stehen um mein Bett herum viele Ärzt*innen und wollen mit der OP starten. Über den Zugang bekomme ich die Narkose.

Das Nächste, woran ich mich erinnere, ist ein heller Aufwachraum und die mir vertrauten Augen meiner Lieblingsärztin. Sie hat sich extra Zeit genommen, um mich beim Aufwachen nicht allein zu lassen. Ich empfinde nichts außer höllische Schmerzen. Bis dahin habe ich schon viel erlebt, aber dass einem der eigene Atem zu viel ist, kenne ich nicht. Ich bekomme kaum ein Wort heraus, weil mein Schädel so brummt. Ich weiß noch, dass ich sage: »Spiegel, Spiegel.« Ich wollte unbedingt das Ergebnis sehen, auf das ich so viele Monate gewartet habe. Ich habe gehofft, mich endlich selbst wieder zu erkennen. Der Chirurg spricht mich an und erklärt, dass wir den Helm nun entsorgen können, da ich nun nicht mehr solcher Gefahr ausgesetzt bin. Ich hätte mir gewünscht, dass der Moment etwas emotionaler werden würde. Ich hatte den Helm über die Monate richtig angefangen zu hassen und zu verabscheuen, erstens weil er total groß ist, zweitens weil ich die Schnalle mit einer Hand schwer zubekommen habe, und drittens musste ich ihn immer und überall dabeihaben. Außerdem bin ich damit überall aufgefallen, auch wenn das natürlich noch mein geringstes Problem war. Ich habe den Helm nicht vor Ort entsorgen lassen, sondern habe ihn als Erinnerung an die harte Zeit behalten. Als ich dann in den Spiegel schauen kann, bin ich bei meinem Anblick schockiert! Die Haarreste auf meinem Kopf sind blutverschmiert, in der Mitte meines Kopfes kleben Pflaster, die die Narbe verdecken sollen. Ich will am liebsten laut losweinen, aber ich bin viel zu erschöpft dazu. Ich bin froh, dass ich nicht allein bin, und versuche, mich irgendwie zu beruhigen. Also spreche ich den Chirurgen an, um zu erfahren, wie lange ich den Verband und die Pflaster tragen muss. Er teilt mir mit, wie die OP verlaufen ist, und sagt mir, dass sie wirklich viel tun mussten und es sehr schwer war, dieses Ergebnis zu erreichen. Ich muss noch einige Wochen mit dem Verband verbringen, damit sich nichts entzündet. Kurz vor Ende des Gesprächs erklärt er mir, dass noch Blut ablaufen muss. In meinem Kopf steckt ein Schlauch, über den das Blut in ein Gefäß fließt, das neben mir auf dem Bett steht. Endlich kann ich meine Familie informieren: Ich habe es geschafft.

DER EINSATZ VON INAS SCHÄDELDECKE

Nachdem Inas Blutgerinnsel in ihrem Gehirn entfernt worden war, musste eine Kraniotomie durchgeführt werden. Dabei wurde Inas Schädeldecke entnommen und für viele Wochen eingefroren. Das Gehirn benötigt Zeit, um wieder abzuschwellen, erst dann kann der Knochendeckel wieder eingesetzt werden. Dieser Eingriff birgt das Risiko, das Gehirn zu verletzen, da es sich in seiner Form, wenn es nicht durch den Knochen geschützt und gehalten wird, verändert. Aufgrund der Verschiebung der ursprünglichen Form ist besondere Vorsicht geboten, bis alles wieder passt. Diese Prozedur stellte eine weitere Herausforderung im gesamten Behandlungsverlauf dar.

Als ich Ina im Aufwachraum und Vanessa telefonisch direkt nach der neurochirurgischen Operation mitteilen konnte, dass die Schädeldecke wieder platziert war und alles gut verlaufen ist, waren sie erstmal sehr erleichtert. Nach all den Ängsten, der Ungewissheit und den komplexen medizinischen Verfahren, die durchgeführt wurden, um Inas Leben zu retten und ihre Genesung zu sichern, war diese Nachricht ein Lichtblick. Inas Kopf hatte wieder eine normale Form angenommen. Diese Momente der Erleichterung und Dankbarkeit sind es, die die Herausforderungen und Anstrengungen, die sowohl das medizinische Personal als auch die Patient*innen und ihre Angehörigen auf sich nehmen, wertvoll machen.

Inas Geschichte ist ein inspirierendes Beispiel dafür, wie Entschlossenheit, fortgeschrittene, moderne medizinische Behandlungsmöglichkeiten, Menschlichkeit und die Unterstützung durch Angehörige und medizinisches Personal zusammenkommen können, um auch in den schwierigsten Situationen Vertrauen und Hoffnung zu vermitteln und Heilung zu ermöglichen.

Dr. med. Marie Diederichs
Oberärztin Klinik für Neurologie mit Stroke-Unit und Frührehabilitation Neurologie, BG Klinikum Unfallkrankenhaus Berlin

In den nächsten Tagen verbessert sich mein Zustand kaum, und ich muss noch warten, bis ich zurück auf meine gewohnte Station und Umgebung darf. Mir geht es sehr schlecht. Ich habe kaum Kraft zu sprechen, keinen Appetit und schlafe sehr viel. Nach ein paar Tagen ist das ganze Blut dann abgelaufen, und der Schlauch wird entfernt. Ich darf endlich mit Hilfe das erste Mal aufstehen, breche aber sofort zusammen. Mein Kreislauf schafft es nicht, und auch in den folgenden Tagen werde ich mehrmals ohnmächtig und übernehme mich. Ich will einfach nicht für alles jemanden rufen müssen, bekomme aber viel Ärger, wenn mich das Pflegepersonal dann nach meinen Versuchen, aufzustehen, vom Boden auflesen muss. Vielleicht ist an der Bettruhe etwas dran, denke ich, und halte sie danach ein. Irgendwann darf ich wieder Besuch bekommen. Zwar habe ich Bubu nach der OP schon gesehen, aber in solch einem desolaten Zustand, dass ich mich kaum mit ihr unterhalten konnte. Ich bin so froh, dass ich meinen Besuch langsam wieder richtig wahrnehmen kann. Das gibt mir viel Kraft und Ansporn, schnell wieder auf die Beine zu kommen. In dieser Zeit kann ich keine Therapien machen, worüber ich sehr traurig bin.

Als ich endlich stabil bin, kommt meine Physiotherapeutin auf mein Zimmer. Alle Menschen um mich herum haben mit der OP viel Hoffnung verbunden, denn häufig machen Patient*innen, nachdem der Schädelknochen wieder eingesetzt ist, viele Fortschritte – besonders motorische. Bei der Physiotherapie müssen wir sehr langsam anfangen, um das Risiko klein zu halten. In den folgenden Tagen kommen immer mehr Therapien dazu - mein Kreislauf ist stabil, und ich bin einigermaßen bei Kräften. Und es stimmt: Die OP bringt mich weiter nach vorne. In den nächsten Wochen erziele ich deutlich schneller motorische Fortschritte, kann mich besser konzentrieren und bin belastbarer. Das Beste ist, dass ich mich selbst wieder komplett fühle und nun ohne den lästigen Helm trainieren darf. Jetzt kann ich endlich auch daran arbeiten, wieder laufen zu lernen.

Ich habe mich vorher oft gedulden müssen, weil Stürze mit fehlendem Schädelknochen lebensgefährlich gewesen wären. In den folgenden Wochen arbeite ich sehr hart. Jeden Nachmittag trainiere ich zusätzlich am Motomed, um die Beinkraft zu stärken. Die OP hat mir gezeigt, dass ich alles schaffen kann, denn ich hätte nicht gedacht, dass ich mich davon so schnell wieder erhole. Die 78 Klammern und zusätzlichen Nähte sind nicht angenehm, und es ist sehr schmerzhaft, als sie wieder entfernt werden. Ich kann mich an jede einzelne erinnern, das tut wirklich weh. Das Endergebnis entschädigt mich dafür aber umso mehr.

An dieser Stelle möchte ich ein Dankeschön aussprechen an die Neurochirurg*innen, die hervorragende Arbeit geleistet und den Eingriff so akkurat durchgeführt haben, dass ich keine Dellen am Kopf habe! Ich bin mir bewusst, was das für schwere Eingriffe sind, und es ist nicht selbstverständlich, dass ich auch optisch wieder so gut hergestellt worden bin.

VANESSA:

Die Stunden, die ich nach der Operation warten muss, bis ich eine Nachricht von den Ärzt*innen bekomme, vergehen so langsam. Ich bin so dankbar, dass alles gut gegangen ist! Vor der Operation haben wir viele Gespräche geführt, weil wir manchmal doch Angst haben, dass bei so einem komplizierten Eingriff etwas schiefgehen könnte. Ich bin ein sehr emotionaler Mensch. Vielleicht liegt das an meinem Sternzeichen, ich glaube fest an Horoskope. Ich bin Waage, Ina ist Widder – und hat einfach mehr Stärke und Willenskraft. Die kleinsten Sachen können mich aus meinem Gleichgewicht bringen, z. B. kann ich an nichts anderes mehr denken, wenn ich eine schlechte Prognose höre. Ina dagegen ist in unserer Beziehung einfach die Stärkere und hat mir wirklich sehr oft bei der Bewältigung des ganzen Prozesses geholfen.

Ina hat mir immer gesagt, dass alles gut wird, obwohl sie selbst die Betroffene ist und elf Monate im Krankenhaus bleiben muss. Trotzdem nimmt sie mich regelmäßig in den Arm und spricht mir Mut zu, wenn ich einen sehr schwachen Moment habe. An schlechten Tagen mit vielen negativen Gedanken lenken mich Gespräche mit Freund*innen und Familie und Spaziergänge gut ab. Ich versuche abzuschalten und Dinge zu unternehmen, die mich kurzzeitig auf andere Gedanken bringen, damit ich nicht in meinen negativen Überlegungen versinke. Und das ist, rückblickend betrachtet, eine sehr gute Entscheidung. Als alles angefangen hat, habe ich gar nichts unternommen – es hat sich einfach falsch angefühlt. Ich bin mit meinem Gewissen nicht zurechtgekommen: Ina liegt im Krankenhaus, und ich spaziere einfach durch die Welt. Ich habe mich selbst dafür »bestraft« und mir nichts Schönes gönnen wollen, weil Ina es auch nicht tun kann.

Doch irgendwann hat Ina zu mir gesagt, dass ihr auch nicht damit geholfen ist, wenn es mir nicht gut geht. Ich solle mich lieber ablenken und mit mehr Energie wiederkommen, die ich brauchen werde. Und so habe ich mich immer mehr »getraut«, etwas zu unternehmen. Ab Frühling 2023 treffe ich mich wieder öfter mit Freund*innen und unternehme Dinge, um einfach mal rauszukommen. Livi nehme ich natürlich immer mit – ich muss gestehen, die ersten kleinen Ausflüge sind auch wirklich für mich immer schwierig gewesen. Wie oft habe ich Windeln oder Feuchttücher zu Hause vergessen? Ich musste lernen, dass ich nicht mehr nur für mich allein verantwortlich bin, sondern auch für dieses kleine Wesen. Obwohl ich sie in den Momenten fast noch mehr gebraucht habe als sie mich, denn dank ihr ich war nie allein. Noch immer habe ich diese Momente, die mich emotional sehr aufwühlen, auch wenn seit Inas Schlaganfall Zeit vergangen ist.

Was mich besonders durcheinanderbringt, sind alte Videos von uns beiden. Durch unsere Jobs in Social Media haben wir viele davon gedreht, es gibt wirklich unglaublich viel Bild- und Videomaterial von uns beiden. Die schaue ich mir bis heute nicht so gern an. Nicht, weil ich nicht gern an die Zeit zurückdenke, sondern weil wir beide noch so jung gewesen sind und gedacht haben, dass das Leben geradlinig verlaufen wird, dass es einfach perfekt sein kann. Wir hätten niemals gedacht, dass uns so etwas mal passieren könnte. Wir haben zwar immer gesagt, dass Gesundheit das Wichtigste ist, aber wir haben nicht gewusst, wie schnell sie uns genommen werden kann. Und diese unbeschwerte Zeit, die fehlt einfach. Ganz

KAPITEL 12

HOPE *on* TOUR

Social Media – Fluch und Segen

INA:

Rückblick: Am 11. Tag nach meinem Schlaganfall werden meine Haare abrasiert. Das ist für Nessi und mich gleichermaßen ein sehr mulmiges Gefühl. Eine Hälfte meines Haars ist durch die Notoperation sowieso schon weg, deshalb wird die andere Hälfte von den Krankenschwestern abrasiert, damit alles gleichmäßig nachwachsen kann. Ich fühle mich wie in einem Film: Mein Herz rast, die Emotionen sind durcheinander. Ich habe das Geräusch des elektrischen Rasierers noch heute im Ohr. Jede Bahn auf dem Kopf fühlt sich befreiend und zugleich furchtbar an. Es hat mir in der Seele wehgetan, alles andere wäre gelogen. Ja, es sind nur Haare. Ich weiß tief im Inneren, dass es besser so ist, trotzdem tut es mir einfach weh. Der erste Blick in den Spiegel gefällt mir trotzdem, weil die Haare alle auf gleicher Länge sind. Mit der Glatze wirke ich trotzdem auch ein wenig krank auf mich und vor allem einfach ungewohnt. Wenn ich mich selbst dabei beobachte, wie ich sage, dass es mir gut geht, kann ich mir selbst schwer glauben.

Am 13. Tag beginnen die Therapien – Ergotherapie, Logopädie und Physiotherapie. Nessi und ich sehen uns jeden Tag und telefonieren zwischendurch sehr viel, denn die Besuchszeit ist auf eine Stunde pro Tag begrenzt.

Am Anfang versucht Nessi mich vor dem Internet zu schützen, und ich habe erst nur ein Tastentelefon, bis ich mein iPhone wieder bedienen kann. Das Pflegepersonal hat mir geraten, den Fernseher einzuschalten, damit ich nicht »allein« bin. Ich weiß noch, dass mir eine Krankenschwester schmackhaft machen will, dass das Beste an der Situation sei, ohne schlechtes Gewissen nun endlich Fernsehen schauen zu können. Ich schaue also die typischen Vormittagsserien wie »Big Bang Theory« und »How I met your mother«. Woran allerdings niemand gedacht hat: Fernsehen schafft es nicht, mich abzulenken, sondern hat mir erst recht die Geschehnisse vor Augen geführt. Leider sehe ich mein Gesicht so auf einigen Fernsehkanälen, nachdem Nessi zehn Tage nach dem Schlaganfall ein Video auf YouTube hochgeladen hat, in dem sie erzählt, was passiert ist. In diversen Formaten wird über den Schlaganfall von »Ina von Coupleontour« berichtet. Ich versuche immer wegzuschalten, was aber nicht unbedingt gelingt: »Schlaganfall mit 26«, »Schlaganfall statt Geburt« – dies sind nur einige der Headlines, die ich sehe und die mich oft in die Realität holen. Ich liebe, was wir machen und wie viele Menschen wir erreichen. Aber in diesem Moment wünsche ich mir, dass ich nicht mein eigenes Gesicht im Fernsehen sehen und keine Schlagzeile über mich selbst hören muss. Von da an überlege ich mir das Fernsehen immer gut und verzichte oft darauf, wenn ich mich nicht bereit dazu fühle. Bubu besorgt mir später ein Tablet, sodass ich über den mobilen Hotspot vom Handy Streamingdienste nutzen und mir mein Programm frei wählen kann.

Nachdem die Wunde nach der Schädeldecken-OP einigermaßen verheilt ist, dürfen Bubu und ich das erste Mal zu Hause ein paar Stunden miteinander verbringen. Wir sind so aufgeregt, ob alles klappt und wie es wird. Zusammen suchen wir eine Perücke aus, die meiner alten Frisur sehr ähnlich ist. Um uns etwas abzulenken, planen wir den Tag durch: Es kommt jemand, der mich professionell schminkt, dann setzen wir mir das erste Mal die blonde Perücke auf und machen das erste Mal nach vier

Monaten ein Familienbild. Wir haben zwar schon vorher Bilder zu dritt gemacht, aber mit diesen habe ich mich nicht wohlgefühlt, weil ich mir darauf nicht ganz wie ich selbst vorkam. Und so stand ein neues Bild ganz oben auf unserer »Bucketlist«. Social Media übernimmt Nessi zu diesem Zeitpunkt noch allein, denn ich fühle mich dafür noch nicht bereit. Um etwas Druck rauszunehmen, laden wir ein Familienbild auf Instagram hoch. Unsere Follower*innen wollen wissen, was mit mir ist und wie ich nach dem Schlaganfall aussehe. Das klingt komisch, oder? Ich wollte mich damals am liebsten unter meiner Bettdecke verstecken und nicht wieder herauskommen.

Viele Gedanken gehen mir zu dieser Zeit immer wieder durch den Kopf: Ich bin traurig und zutiefst gekränkt, kann nicht fassen, dass ich wirklich krank bin, traue mich gar nicht, darüber nachzudenken, weil ich sofort weinen muss. Es ist doch alles perfekt gewesen: Alle gesund, Baby fast da, Haus im Bau - es kann nicht sein, ich darf nicht krank sein! Ich will mich nur in einem dunklen Raum verkriechen, nicht sprechen, nicht denken, nicht essen, nicht mehr leben. Das gesunde Leben darf nicht hinter mir liegen. Ich will einfach nur Katharina sein.

Ich vermisse meine Eltern und mein Zuhause, aber es ist noch nicht an der Zeit zu gehen. Mit Nessi telefoniere ich viel, so gut wie in jeder freien Minute - sie macht für uns den Job. Das ist eine enorme Leistung. Ich weiß ja, dass die Aufgaben für uns beide schon vor meinem Schlaganfall oft schon zu viel gewesen sind, und das dann allein als frische Mutter und ohne Frau an der Seite ... ich ziehe wirklich meinen Hut vor ihr.

Jedenfalls sprechen wir oft über den Job. Nessi erzählt mir, dass mich die Menschen da draußen vermissen und sehr neugierig sind, wie es mir geht und wie ich aussehe. Ich bin damit meistens überfordert, denn ich habe selbst das Erlebte und meine neue »Frisur« noch nicht verarbeitet. Das setzt mich unter Druck. Ich will mich nicht mal selbst gern sehen, geschweige, mich anderen zeigen.

Ich möchte ehrlich sein: In dieser Zeit bin ich so unzufrieden mit meinem äußeren Erscheinungsbild, dass ich alle Spiegel verdecken will. Von dieser Idee komme ich aber wieder ab, denn die Realität lässt sich nicht verstecken. Mit jedem Erfolg, egal wie klein, bekomme ich mehr Mut. Am Anfang geht in meinem Gesicht beinahe nichts mehr, zum Beispiel kann ich meinen Mund nicht steuern, um zu lachen. Ich stelle mir im Kopf vor, dass ich lache, aber der Befehl geht einfach ins Leere. Deshalb fühle ich mich vor dem Spiegel sehr unwohl, denn ich habe mich immer gern selbst angelächelt. Vor meinem Schlaganfall ist mir gar nicht bewusst gewesen, wie viele Muskeln wir im Gesicht haben und wie viele kleinste Bewegungen und Ansteuerungen notwendig sind, damit ein Gesicht so funktioniert, dass das Gegenüber es »lesen« kann.

Ich arbeite wirklich hart an mir, vergieße viele Tränen, wenn etwas nicht so geht, wie ich es mir wünsche. Sehr viel muss ich wieder lernen, also mache ich in jeder freien Minute Übungen mit meinem Gesicht.

Oft nutze ich die Innenkamera meines iPhones, um direktes Feedback zu erhalten. Ich weiß, dass Muskeln Zeit brauchen, um zu wachsen. Das kenne ich bereits aus dem Sport. Neben meinen Übungen tagsüber fange ich an, abends Youtube-Videos mit Mimik-Übungen zu machen. Nessi hilft mir bei der Recherche. Wenn ich ein Video satthabe, schickt sie mir Alternativen. Ein Video mache ich wirklich jeden Tag mit meinem Schminkspiegel. Es dauert acht Minuten und ist sehr anstrengend für mich - ich kann die Gesichtsmuskeln immer richtig arbeiten spüren. Es tut sehr gut, wenn ich von den Ärzt*innen, den Therapeut*innen, anderem Personal oder auch anderen Patient*innen zu hören bekomme, dass sich meine Mimik schon stark verbessert hat.

Neben meinen »Trockenübungen« in Eigenarbeit will ich irgendwann wieder richtig in den Storys auf Instagram aktiv sein. So bekomme ich direktes und sehr ehrliches Feedback von den Zuschauenden. Weil mein Therapietag so voll ist, schaffe es nicht, jeden Tag Inhalte zu drehen. Deshalb liegen zwischen den Storys manchmal ein paar Tage. Ich bekomme sehr viel positives Feedback und sehe durch diese Abstände, dass sich meine Arbeit auszahlt. Natürlich sind auch negative Bemerkungen dabei, und manche sind schmerzhaft. Nach einiger Zeit habe ich gemischte Gefühle, wenn ich eine Story machen will: Einerseits möchte ich wieder stattfinden und unserer Community und der Öffentlichkeit zeigen, was ich lerne. Andererseits ist das immer von der Angst begleitet, ob ich gut genug bin oder ob negatives Feedback zurückkommt.

Wenn ich überlege, dass ich jetzt wieder täglich vor der Kamera stehe, kann ich es manchmal gar nicht fassen. Ich arbeite teilweise noch heute daran, mich wieder zu trauen. An einigen Tagen sind sie da: die Unsicherheit und Angst, nicht zu genügen. Es wird weiterhin ein Prozess sein, all das wieder zu tun, was ich mir früher auf Social Media zugetraut habe. Ich bin so froh, nicht allein zu sein, sondern gemeinsam mit Bubu Social Media machen zu können. Es ist gut, dass ich irgendwann wieder vor die Kamera gegangen bin, auch wenn es viel Überwindung gekostet hat. Noch heute fühlt es sich manchmal, wenn ich auf die Aufnahmetaste für eine Story drücke, an wie der Sprung von einem Zehnmeterturm. Mit jedem sinnbildlichen Sprung wird es aber leichter.

VANESSA:

Ich erinnere mich noch genau an meine erste Instagram-Story zwei Wochen nach der Geburt: Ich zittere, wiege weniger als vor der Schwangerschaft und muss jede Story fünfmal drehen, weil ich immer stocke und keine Worte finde. Aber ich will nicht, dass man es mir so anmerkt. Also drehe ich lieber mehrere Takes, bis es sich einigermaßen gut anhört. Aber wie soll man allein vor der Kamera stehen, wenn man das vier Jahre gemeinsam mit einer geliebten Person gemacht hat? Und dann noch in so einer Extremsituation? Die Antwort ist: Einfach machen. Aufhören ist keine Option. Natürlich habe ich darüber nachgedacht, den Account zu pausieren und irgendwann wiederzukommen, wenn ich das Gefühl habe, bereit dafür zu sein. Aber erstens wollen alle wissen, was passiert ist, und uns begleiten, und zweitens tut mir der Austausch mit unserer Community gut. Es gibt so viele Menschen da draußen, die uns Mut machen, weil sie selbst oder jemand in ihrem Umfeld bereits einen ähnlichen Schicksalsschlag erlebt haben. Zum Thema Schlaganfall habe ich viel durchgelesen, habe Bücher gekauft und mir Wissen angeeignet. Was mir aber besonders hilft: hoffnungsvolle Geschichten. Also suche ich gezielt nach »Stroke Survivors«, also Schlaganfall-Überlebenden, auf Social-Media-Plattformen, um genau diese Geschichten zu finden. Die schicke ich dann auch direkt an Ina, um ihr Mut zu machen. Ich suche auch nach passenden Rehakliniken für Ina – um ihr zu helfen, mir und natürlich auch Olivia, die mit ihrer Mami aufwachsen soll. Das habe ich ihr versprochen.

Klar, jedes einschneidende Erlebnis und jeder Schlaganfall sind anders. Trotzdem ist es ermutigend, sich mit Betroffenen und Angehörigen auszutauschen und Anregungen und Tipps zu bekommen. Ich kann kaum glauben, wie viele Menschen in ihrem Leben bereits einen Schicksalsschlag erlebt haben, jeder auf seine eigene Art und Weise. Aber die Auseinandersetzung mit diesen ganzen Geschichten zeigt mir, dass das Leben bei den meisten alles andere als geradlinig verläuft. Menschen erzählen uns, dass ein Elternteil auch einen Schlaganfall erlitten hat und sie darunter sehr leiden, sie schildern uns, wie sie es aus dem tiefen emotionalen Loch geschafft haben. Auch Betroffene selbst berichten, wie sie diese Zeit durchlebt haben, und geben uns ihre Tipps mit. Es fühlt sich in diesem Moment gut an, zu wissen, dass wir mit unserer Geschichte nicht allein sind und es Menschen gibt, die Ähnliches durchgemacht und überwunden haben. Jeder einzelne macht uns auf seine eigene Art und Weise Mut und Hoffnung.
Auch unser eigentlich gemeinsamer Job strapaziert mich in dieser Situ-

ation mehr. Nach dem 12.07.2022 bin ich auf mich allein gestellt und will Ina damit auf keinen Fall belasten, damit sie sich auf sich selbst konzentrieren kann. Besonders die ersten sechs Monate sind für mich schwierig. Seit 2018 haben wir täglich zusammen voller Freude und Begeisterung unser Leben auf Social Media mit unserer Community geteilt. Nach einem Schicksalsschlag möchte man alles Mögliche tun – aber nichts davon teilen. Ich denke, jeder Mensch kann das nachvollziehen: Geht es uns gut, möchten wir es am liebsten herausschreien und mit der Welt teilen, geht es uns schlecht, möchten wir uns am liebsten verkriechen und niemandem etwas davon erzählen.

Am 22.07.2022 – zehn Tage nach Inas Schlaganfall – drehe ich also ein Youtube-Video, um unserer Community ausführlich zu erzählen, was passiert ist. Das ist ein mulmiges Gefühl. Ich habe noch 70 unbeantwortete Whatsapp-Chats. Teilweise sind es Nachrichten von Bekannten, mit denen ich ewig nicht mehr geschrieben habe. Wahrscheinlich sind die Nachfragen gar nicht böse gemeint und Leute nur neugierig, aber meistens bekomme ich keine Antwort mehr, wenn ich schreibe, was wir bisher durchlebt haben.
Und jetzt soll ich so vielen Menschen erzählen, was die letzten zehn Tage geschehen ist? Nein, eigentlich fühle ich mich dazu nicht bereit. Trotzdem reiße ich mich zusammen und drehe das Video, denn die Kommentare unter unserem Content werden mit jedem Tag schlimmer und drängender. Livi schläft in den ersten Wochen sehr viel, sodass ich manchmal auf Instagram schauen kann und ein bisschen in den Nachrichten und Kommentaren lese. Was uns teilweise dort geschrieben wird, ist schrecklich: »Wieso meldet ihr euch nicht?« »Macht es nicht so spannend, ihr wollt doch nur Aufrufe!« »Ihr haltet doch mit Absicht Infos zurück!« »Ihr seid so schlechte Menschen, weil ihr alles für Klicks ausnutzt!« Das sind noch die netteren Dinge. Diese Kommentare und der Druck durch die Medien –

diverse Artikel gehen zu der Zeit online – führen dazu, dass ich mich jetzt melden muss. Ich will den Menschen, die sich wirklich Sorgen machen, ein Update geben. Und die schaulustigen Menschen sollen danach verschwinden. Teilweise sehen zu diesem Zeitpunkt fast drei Millionen Menschen unsere Storys! Mit dieser Zahl komme ich nicht zurecht.

Nachdem ich das Video veröffentlicht habe, ist eine Zeit lang Ruhe, und wir bekommen sogar Entschuldigungen, weil wohl vielen erst durch meine Erklärungen bewusst wird, dass unsere Situation wirklich sehr schlimm ist. Die vermeintliche Anonymität, die man im Internet hat, ist ein Problem: Es wird alles geschrieben und oftmals nicht darüber nachgedacht, ob das Geschriebene Konsequenzen für jemand anderen haben kann.

Obwohl ich mit dem Video die erste Neugier bei vielen Follower*innen befriedigt habe, dauert es nicht lange, bis die ersten Fragen zu Ina kommen. Mit Ina spreche ich ab, dass sie sich nicht im Internet zeigen wird, bis sie dazu wieder bereit ist. Zu diesem Zeitpunkt steht die Operation, bei der Inas Schädeldecke wieder eingesetzt wird, noch bevor und ist bei diesem Prozess ein wichtiger »Meilenstein«. Allerdings sagen uns die Ärzt*innen, dass diese Operation erst frühestens drei Monate später im Herbst stattfinden könne. Jetzt könnt ihr euch natürlich vorstellen, wie stark der Druck in diesen Monaten für mich und uns wird. Ich versuche zwar, den Account so gut wie möglich »allein« weiterzuführen, aber die Nachfragen nach Inas Aussehen werden immer mehr.
Das klingt verrückt, oder? Ina geht es gesundheitlich nicht gut, und 20 Prozent der Kommentare und Nachrichten drehen sich darum, wie Ina nach dem Schlaganfall aussieht. Ich glaube nicht, dass irgendjemand mit uns in diesem Moment tauschen wollen würde. Ich kann gar nicht beschreiben, was das für ein Gefühl ist, diese Nachrichten zu lesen, gleichzeitig Ina schützen zu wollen, aber trotzdem den Menschen da draußen

gerecht zu werden. Und natürlich will ich parallel unsere Tochter kennenlernen, die im Juli auf die Welt gekommen ist. Diese Zeit ist wirklich – auch aus verschiedenen Perspektiven betrachtet – sehr, sehr schwierig gewesen. Ich bin froh, dass sie mittlerweile hinter uns liegt und wir dieses Jahr nicht noch einmal erleben müssen.

SEPTEMBER 2022, Brief von Ina an Vanessa

Liebes Bubu,

was du leistest, ist nicht zu übertreffen. Dass ich absolut stolz bin, weißt du. Und dankbar. Und du bist so eine großartige Person, Frau und Mama.

Danke für jeden Tag.
Ina 💙

INA:

Manchmal ist es wirklich schwierig, unser Leben auf Social Media zu teilen. Der Wunsch, nur schöne Seiten zu zeigen und hoffnungsvolle Dinge zu posten, ist in uns natürlich groß. Aber das geht leider nicht immer. Es ist eine Herausforderung, die Balance zu finden, aber unsere Community hat uns auch motiviert. Nicht nur uns tut der Austausch gut, auch wir können anderen mit unserer Geschichte Mut machen. Im Laufe der Zeit erhalten wir so viele Nachrichten, in denen sich Personen bedanken, dass wir hier sind und unsere Geschichte teilen. Und das bedeutet uns unglaublich viel.

Wenn wir nur einem Menschen da draußen Hoffnung geben können, dann ist das mehr als genug.

Ich habe ja bereits erzählt, dass ich nicht zufrieden mit mir gewesen bin. Mein Körper, mein Aussehen, mein Gesicht – alles ist anders. Ich weiß, dass ich nicht mehr die Person bin, die ich vor den Ereignissen gewesen bin. Dieser Mensch kann ich auch gar nicht mehr sein, denn zum einen hat die Zeit mich verändert, und zum anderen verändert mich mein Gesundheitszustand. Das motiviert mich, sehr hart zu arbeiten, um wieder zu mir selbst zu finden. Mir ist klar, dass nicht mehr alles wie früher sein kann, trotzdem will ich mich nicht verstecken. Es tut weh, die eigenen Defizite zu sehen, zum Beispiel wenn ich in einem Video bemerke, dass mein linker Arm nicht mitwirken kann. Wer sagt, dass das nicht irgendwann wieder geht? Wenn ich eines gelernt habe, dann Folgendes: Gib niemals die Hoffnung auf. Wenn du nicht daran glaubst, wie sollen es dann erst andere tun?

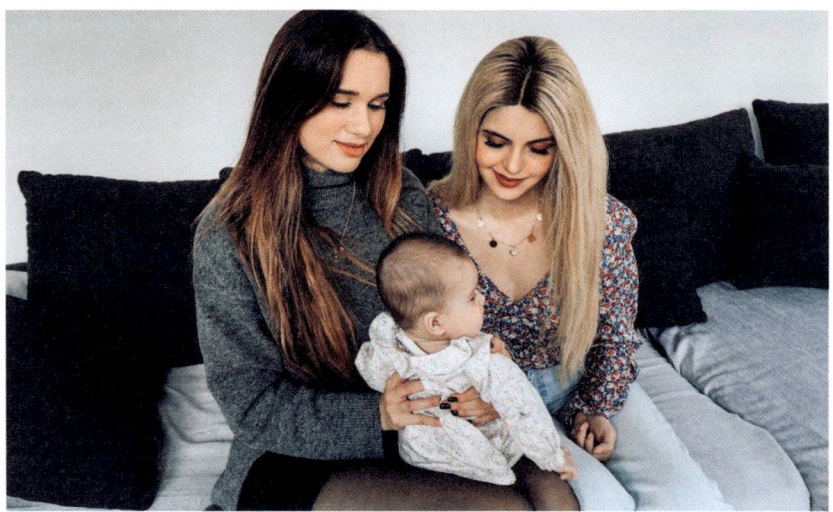

Unser erstes Instagram-Bild nach dem Schlaganfall

SEPTEMBER 2022, Bucketlist von Ina

— Kaffee zu Hause mit Schwiegermama trinken
— Liv eincremen
— mit Charly Ball spielen
— mit Bubu im See schwimmen
— mit Lauri gemeinsam Nägel machen lassen
— umziehen in ein Haus
— in den Urlaub fahren
— lange Haare haben
— nach Mallorca fahren
— im Meer schwimmen
— eine neue Vücheninsel haben
— Gutenachtgeschichten lesen
— Gammel-Sonntag im Bett
— Fahrradtour machen
— Drachen steigen lassen
— New York sehen
— Silvester-Kuss mit Bubu
— mich selbst schön finden
— Fashion-Week-Show
— Urlaub mit Yvonne
— eigenes Produkt
— mit Bubu essen gehen
— Kreuzfahrt machen
— laufen
— im eigenen Pool schwimmen
— Bootsführerschein

KAPITEL 13

HOPE *on* TOUR

Der Weg aus der Überforderung – Auch Vanessa braucht Hilfe und Hoffnung

VANESSA:

Mitte September – ungefähr zwei Monate nach Inas Schlaganfall – fasse ich einen Entschluss: Ich brauche Hilfe. Zwar habe ich stundenlang mit meiner Familie über die Situation geredet, aber ich brauche professionelle Hilfe. Das ist ein heftiges Eingeständnis für mich. Aber es ist richtig. Also mache ich mich auf die Suche – und es ist unglaublich schwer. Alle Psycholog*innen haben unendlich lange Wartelisten, auch wenn ich schildere, dass ich ein akutes Problem habe. Ich brauche doch JETZT Hilfe und nicht erst in drei oder sechs Monaten! Stunden verbringe ich damit, herumzutelefonieren, um jemanden zu finden, der mir helfen kann. Durch eine Bekannte bekomme ich dann Kontakte zu einer Naturheilpsycho-therapeutin sowie zu einer Psychiaterin.

In der einen Naturheilpraxis bekomme ich relativ schnell Termine und absolviere zehn Sitzungen, die ich selbst bezahlen muss. Es gibt einfach keine psychotherapeutische Praxis, die innerhalb der nächsten drei Monate gesetzlich versicherte Patient*innen aufnehmen kann. Weil ich nicht weiterweiß, beschließe ich also, diese Einheiten in der Naturheilpraxis als Selbstzahlerin in Anspruch zu nehmen. Die ersten Einheiten nutzen wir, damit ich meine Geschichte erzählen kann. Die Sitzungen sind jeweils nur eine Stunde lang, sodass das einige in Anspruch nimmt. Die Heilpraktikerin sagt mir, wie mein Kopf in dieser Ausnahmesituation funktioniert und dass Menschen oft die Flucht aus schwierigen Situationen suchen. Sie erklärt es mir so: In der Steinzeit sind Menschen bei lebensbedrohlichen Angriffen entweder geflohen oder haben gekämpft. Unsere Gehirne funktionieren immer noch so und sind auf dieses Verhalten ausgelegt. Entweder möchte ich fliehen oder kämpfen. Zu dem Zeitpunkt will ich »fliehen« und habe deshalb Angst, weiterhin zu leben und der Situation ausgesetzt zu sein. Sie versucht mir zu erläutern, woher meine Gefühle kommen und dass dieser Zustand normal ist und mich nicht beunruhigen muss. Die Gespräche mit ihr helfen mir, viele Dinge aufzuarbeiten, und ich verstehe, warum ich bestimmte Gedanken oder Gefühle habe. Dadurch werde ich weicher und liebevoller mit mir selbst und begreife, warum es Zeiten gegeben hat, in denen ich nicht mehr leben wollte, oder warum ich direkt nach der Geburt keine tiefe Bindung mit Liv eingehen konnte.

Nach den zehn Einheiten setze ich die Therapie dort aber nicht fort, sondern gehe zu der mir empfohlenen Psychiaterin, bei der ich als Kassenpatientin einen Termin bekomme. Leider fühle ich mich dort nicht besonders gut aufgehoben und so bleibt es bei der einen Sitzung, in der ich meine Diagnose erhalte: Anpassungsstörung.

Eine **Anpassungsstörung** tritt auf, wenn eine Person Schwierigkeiten hat, sich an eine Veränderung anzupassen. Das kann eine große Veränderung im Leben sein wie etwa Krankheit, Umzug, der Verlust eines geliebten Menschen oder Probleme im Berufsleben. Menschen mit Anpassungsstörungen können sich traurig, ängstlich oder wütend fühlen und haben oft Probleme, sich auf alltägliche Aufgaben zu konzentrieren. Es ist wichtig zu erkennen, dass diese Gefühle normal sind, doch wenn sie übermäßig auftreten und das tägliche Leben beeinträchtigen, kann professionelle Hilfe notwendig sein, um damit umzugehen.

Medikamente will ich nicht nehmen, weil ich große Angst vor Nebenwirkungen habe. Ich hoffe also, dass die Zeit das schon regeln und mir helfen wird, denn eine Anpassungsstörung ist gut heilbar. Natürlich wäre es besser oder würde schneller gehen, wenn ich mir weiterhin fachliche Unterstützung holen würde, aber die Wartelisten sind zu lang und als Privatleistung kommt eine Therapie für mich erst mal nicht weiter infrage. Natürlich ist mir klar, wie wichtig Mental Health ist und dass wir unser Geld nicht besser als in unsere Gesundheit investieren können. Inas Situation zeigt das nur zu deutlich. Aber gleichzeitig ist Inas Schlaganfall auch einer der Gründe für meine Entscheidung: Da ich nicht weiß, wie sich unsere Social-Media-Einnahmen durch die Situation entwickeln oder welche Kosten für Inas Therapie noch auf uns zukommen, ist mir eine weitere finanzielle Belastung in dem Moment einfach zu viel. Ich weiß, dass ich damit nicht allein bin und es auch noch weitere Alternativen gibt (siehe Disclaimer, Seite 4). Mein Gefühl sagt mir aber, dass mir Zeit und positive Dinge dabei helfen werden zu heilen.

VANESSAS MUTTER ERINNERT SICH:

Für meine Tochter war dieses Ereignis die schwierigste Zeit in ihrem Leben. Zu erleben, dass ein geliebter Mensch so schwer krank wird, gleichzeitig Mutter zu werden und auch noch arbeiten zu müssen ist einfach zu viel für einen Menschen. Das zu verarbeiten war nicht einfach. Ich habe zwar versucht, viel mit ihr zu reden, aber ich habe ihr auch gesagt, dass sie professionelle Hilfe braucht. Jemanden, der das Ganze aus einer anderen Perspektive sieht. Sie aß kaum noch und verließ das Haus eigentlich nur, um zu Ina zu fahren.

Ich hatte in dieser Zeit viel Angst um mein Kind. Ich hoffte nur, dass sie sich nichts antun würde. Sie suchte dann nach einer psychologischen Praxis, was wirklich sehr schwer war. Es gibt kaum Unterstützung und wenn, dann gab es ewig lange Wartezeiten. Ich selbst machte für sie einen Termin zu einem ersten Gespräch bei einer Psychiaterin, aber alles, was man ihr dort anbot, war eine Krankschreibung. Was sollte das helfen? Sie war sowieso im Babyjahr. Also hat sie das wieder sein lassen.

Die private Behandlung bei der Heilpraktikerin tat ihr scheinbar ganz gut, allerdings kostete diese pro Sitzung fast 100 Euro. Rückblickend muss ich feststellen, dass man als Betroffene oder Angehörige sehr allein gelassen wird.

Ich halte mich an Inas Fortschritte, die mir Mut machen. Mit jeder Sache, die sie wieder tun kann und neu lernt, geht es mir besser. Und dank Social Media haben wir beide Zugriff auf viele ähnliche Geschichten und können uns mit anderen Betroffenen austauschen. Ihre Fortschritte, ihre Misserfolge und ihren weiteren Weg verfolgen wir gespannt. Täglich durchforste ich stundenlang das Internet, sodass ich mir selbst so viel Wissen durch Erfahrungsberichte, wissenschaftliche Studien und Gespräche mit medizinischem Personal aneigne, dass ich mittlerweile gut weiß, was Ina helfen könnte und wie die Prognosen aussehen. Im ersten Jahr werden bei Menschen mit Schlaganfall in der Therapie die meisten Fortschritte erreicht; insgesamt sind die ersten zwei Jahre sehr entscheidend für die Heilung. Nach dem ersten Jahr kann man abschätzen, was im Körper wieder gut funktionieren und was »zurückbleiben« wird. Das Gute ist, dass das Gehirn durch die Neuroplastizität lebenslang lernen und sich anpassen kann – nur eben nicht so schnell wie in den ersten beiden Jahren nach einem Ereignis.

Neuroplastizität bezieht sich auf die Fähigkeit des Gehirns, sich zu verändern und anzupassen, indem es neue Verbindungen zwischen den Nervenzellen bildet oder vorhandene Verbindungen verstärkt. Wenn jemand einen Schlaganfall erleidet, werden Teile des Gehirns oft beschädigt, was zu Problemen wie Lähmungen oder Sprachschwierigkeiten führen kann. Aber hier kommt die gute Nachricht: Das Gehirn ist flexibel und kann sich anpassen. Durch Neuroplastizität kann das Gehirn neue Wege finden, um Funktionen wiederherzustellen, die durch den Schlaganfall beeinträchtigt wurden. Zum Beispiel kann eine gesunde Region des Gehirns die Funktionen einer beschädigten Region übernehmen, oder neue Nervenverbindungen können entstehen, um verlorene Fähigkeiten auszugleichen. Therapien wie Physiotherapie oder Sprachtherapie helfen nach einem Schlaganfall dabei, die neuroplastischen Prozesse zu fördern und die Heilung zu unterstützen.

Ich klammere mich deswegen sehr an die Hoffnungen vom ersten Jahr und stecke viel Zeit, Energie und Geld rein, Ina so sehr zu unterstützen, wie ich nur kann. Ich hoffe, dass sie sowohl seelisch als auch fachlich das Maximum aus diesem ersten Jahr rausholen kann. Also bestelle ich Spiele wie Puzzles oder Memorys, um ihre kognitiven Fähigkeiten zu fördern. Ich kaufe Igelbälle oder Vibrationsgeräte, damit wir diese für die stärker betroffene Seite verwenden können und Ina dort vielleicht etwas spürt.

Schnell stellt sich für mich heraus: Gesundheit ist wahnsinnig teuer! Klar, die Krankenkassen übernehmen viel. Aber es gibt Dinge, die nicht ermöglicht werden können. Ich erlebe, dass Menschen teilweise in Pflegeheime gehen müssen, weil sich einfach nicht ausreichend gekümmert wird oder die finanziellen Möglichkeiten nicht gegeben sind, um Therapien in Anspruch nehmen zu können. Das macht mich sehr traurig. Während meiner Recherche nach Rehakliniken stoße ich auf viele Einrichtungen, von denen einige im Ausland sind. Die Kosten für diese werden jedoch nicht von der Krankenkasse übernommen. Und so bleiben wir bei einer Rehaklinik in unserer Nähe, bei der die Kosten von der gesetzlichen Krankenkasse übernommen werden.

Aus diesem Grund steht es für mich auch nicht zur Debatte, mit der Arbeit auf Social Media aufzuhören. Zwei Wochen nach dem Schicksalsschlag fühle ich, dass ich mit der Arbeit weitermachen muss. Denn ein Nachteil an der Selbstständigkeit ist: Wir haben keine Absicherung in einem Krankheitsfall. Wenn wir nicht arbeiten, bekommen wir auch kein Geld. Weil wir vor dem Schlaganfall das Haus gekauft und zum Kredit einen Eigenanteil beigetragen haben, sind auch unsere Ersparnisse geschrumpft. Ich muss mich also zusammenreißen und Geld verdienen, denn sonst können wir keine Therapien angehen, die für Ina sehr wichtig sind.

Während sich bei Ina in den ersten sechs Monaten am meisten getan hat (z. B. von der ersten Bewegung vom linken Fuß zum Laufen mit einem Stock), brauchen die Fortschritte danach einfach mehr Zeit. Es ist ein Geduldsspiel und ein ständiges Warten und Hoffen auf Verbesserung. Diese Fortschritte und dieser Weg verlangen uns so viel Kraft ab – es kommt nichts einfach so zurück. Jeder Millimeter, den Ina zurückgewinnt, ist hart erarbeitet. Für mich als gesunder Mensch ist es selbstverständlich, mit beiden Händen diesen Text zu tippen. Für Ina nicht. Das hat meine Sicht aufs Leben extrem verändert. Dinge, über die ich mich früher aufgeregt habe, sind heute so unwichtig. Es hat mich früher rasend gemacht, wenn ich mehrere Minuten im Stau gestanden habe. Mittlerweile bin ich entspannter und denke mir, dass es Schlimmeres gibt und ich dann eben etwas später ankomme.

Vor Inas Schlaganfall haben wir so viele Reisen abgesagt oder Dinge nicht getan, aus Angst oder weil wir einfach gedacht haben, wir hätten doch dafür noch in fünf Jahren Zeit. Als wir mal im Urlaub in Mallorca gewesen sind, es muss im Sommer 2021 gewesen sein, wollte Ina mit anderen unbedingt von einem großen Felsen springen, aber sie hat sich nicht getraut. Jetzt bereut sie es, weil sie nicht weiß, ob sie jemals wieder von einem Felsen springen kann. Und das ist nur ein Beispiel von vielen. Ich möchte euch deshalb mitgeben: Macht es! Ihr wisst nicht, wie die kommende Zeit wird – und wenn ihr Lust habt, eine Sache zu tun, dann tut es! Lebt euer Leben so, wie ihr es wollt. Liebt den Menschen, den ihr wollt! Denn ihr müsst glücklich sein. Am Ende bereut man immer nur die Dinge, die man nicht getan hat.

DIE TRAUERPHASEN

Wenn jemand einen schweren Schicksalsschlag erlebt, zum Beispiel eine schwere Krankheit, kann das eine echte emotionale Achterbahnfahrt auslösen – sowohl bei Betroffenen als auch bei Angehörigen. Menschen können in solchen Situationen verschiedene Phasen der Trauer durchleben, die nicht bei allen gleich ablaufen und auch nicht in einer festen Reihenfolge stattfinden. Manchmal springen Menschen zwischen den Phasen hin und her oder erleben einige Phasen gleichzeitig.

1. Schock und Verleugnung:
Dies ist die erste Reaktion auf die schlechte Nachricht. Man fühlt sich vielleicht taub und kann nicht glauben, was passiert ist. Diese Phase hilft eigentlich dabei, die anfängliche emotionale Explosion etwas zu dämpfen.

2. Schmerz und Schuld:
Wenn der erste Schock nachlässt, beginnen die tiefen Schmerzgefühle. Man könnte sich auch schuldig fühlen, vielleicht weil man denkt, man hätte etwas anders machen können, um das Ereignis zu verhindern.

3. Wut und Verhandeln:
In dieser Phase kann man wütend werden, vielleicht auf Ärzt*innen, Familie, Freund*innen oder sogar auf sich selbst. Manche Menschen versuchen auch, mit einem höheren Wesen oder dem Schicksal zu verhandeln, um die Situation irgendwie rückgängig zu machen.

4. Depression, Einsamkeit und Reflexion:

Hier beginnt man, das ganze Ausmaß der Situation zu realisieren. Das kann zu Traurigkeit, Rückzug vor anderen und viel Nachdenken über das Ereignis führen. Manche Menschen fühlen sich in dieser Phase sehr einsam.

5. Der Aufwärtstrend:

Langsam fängt man an, sich besser zu arrangieren. Es ist nicht so, dass die Trauer verschwindet, aber man beginnt, sich besser damit auseinanderzusetzen und wieder ein bisschen Hoffnung zu schöpfen.

6. Neuaufbau und Durchkämpfen:

In dieser Phase beginnt man, praktische Lösungen und Wege zu finden, um mit der neuen Situation umzugehen. Man arbeitet daran, sein Leben neu zu strukturieren oder aufzubauen.

7. Akzeptanz und Hoffnung:

Dies ist die letzte Phase, in der man die Realität der Situation akzeptiert hat. Es bedeutet nicht unbedingt, glücklich über die Umstände zu sein, aber man findet einen Weg, vorwärtszugehen, und sieht vielleicht sogar neue Möglichkeiten.

Es ist ganz normal, dass man während dieses Prozesses viele unterschiedliche Gefühle hat und dass der Prozess eine Weile dauert. Jeder Mensch erlebt Trauer auf seine eigene Art und Weise, und es ist wichtig, sich selbst und anderen die Erlaubnis zu geben, diese Gefühle zu erleben, und sich die Zeit zu nehmen, die man braucht.

MEINE TIPPS FÜR ANGEHÖRIGE

VANESSA:

Ich möchte allen angehörigen Personen meine Tipps mitteilen, die uns in dieser schweren Zeit geholfen haben. Es soll auch dabei unterstützen, ein besseres Verständnis zwischen Angehörigen und Betroffenen zu schaffen.

1. Pass immer auf die betroffene Person auf, aber stehe den Fortschritten nicht im Weg. Versuche, informiert zu sein, finde neue Dinge, die helfen können – aber überfordere die betroffene Person nicht.

2. Denk auch an dich – die meiste Zeit wirst du gebraucht. Aber wenn du nicht mehr funktionierst, fällt alles in sich zusammen. Nimm dir Zeit für dich selbst, sei es ein Termin im Nagelstudio, ein Spaziergang oder eine schöne Me-Time.

3. Glaube daran, dass es besser wird. Zeit heilt viele Wunden. Und: Es geht definitiv aufwärts! Du wächst mit deinen Aufgaben.

4. Es ist okay, hin und wieder traurig zu sein und das alte Leben zu vermissen. Du bist auch nur ein Mensch, und das ist völlig in Ordnung.

5. Rede! Rede mit Menschen, die dir guttun, auch wenn sie an der Situation selbst nichts verändern können, tut es gut, deine Gedanken auszusprechen. Oder schreib dir alles von der Seele, z. B. in einem Tagebuch.

6. Halte dich an den guten Tagen fest. Es werden sicherlich auch schlechte kommen, aber versuche einfach, dich an die guten Momente zu erinnern und niemals die Hoffnung zu verlieren.

7. Versuche, dich in die betroffene Person hineinzuversetzen. Es wird dann leichter für dich, ihre Situation zu verstehen.

8. Tausche dich mit anderen Betroffenen oder Angehörigen aus. Auch wenn jede Geschichte anders ist, wird es dir helfen. Jeder Mensch hat einen anderen Tipp, der dich vielleicht weiterbringt.

9. Es ist möglich, wieder glücklich zu werden, auch wenn du es gerade nicht glaubst. Es benötigt nur viel Zeit.

10. Sei nicht so streng mit dir selbst! Es ist in Ordnung, wenn du Wochen, Monate oder Jahre brauchst, um etwas zu verarbeiten. Ich habe mich wochenlang nicht allein in den Supermarkt getraut. Alles ist ein Prozess, und du wirst daran wachsen.

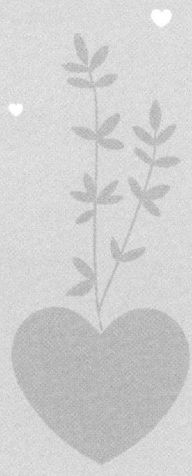

KAPITEL 14

HOPE *on* TOUR

Zurück zum Wir – Leben, Liebe und Paartherapie

INA:

Unser Leben ist ganz schön auf den Kopf gestellt worden durch diese lange Zeit ohne einander – am Ende sind es elf Monate. Wir müssen uns erst wieder annähern. Würde ich sagen, alles sei so wie vorher, dann wäre das eine Lüge. Und ich möchte ehrlich mit euch sein: Es ist nicht immer leicht gewesen, manchmal sogar schwer.

Deswegen entscheiden wir uns im Frühling 2023 dazu, eine wöchentliche Paartherapie zu besuchen. Immer dienstags um 15 Uhr gehen wir meistens für ein oder zwei Stunden dorthin. Davon erzählen wir nur unserer Familie – unseren Freund*innen und unserer Community erst ein halbes Jahr später. Wir wollen niemanden beunruhigen, und es soll sich auch niemand einmischen. Eine Paartherapie ist nichts Schlechtes – sie zeigt eigentlich nur, dass beide Menschen nicht aufgeben und an Problemen gemeinsam arbeiten wollen. Das ist bei uns der Fall. Wir wollen unsere Beziehung nicht beenden, nur weil es gerade nicht leicht ist. Aber hey, nur weil etwas anders ist, heißt es ja nicht, dass es nicht mehr schön sein kann!

Diese Paartherapie hat uns eine Ärztin in der Reha empfohlen, weil sie gesehen hat, dass wir an einigen Ecken Kommunikationsprobleme haben und uns gegenseitig oft missverstehen. Das ist der größte Knackpunkt.

Manchmal sagt Nessi etwas, und ich verstehe es ganz anders, als sie es eigentlich meint. Und andersrum ist es genauso. So sind Probleme und Konflikte zwischen uns entstanden, die eigentlich keine richtigen sind und die wir auch leicht entschärfen könnten, wenn wir darüber richtig sprechen würden. Deshalb haben wir das Angebot der Ärztin angenommen und sprechen in der Therapie wöchentlich über unsere Probleme, unsere Ängste und über unsere Zukunft. Es tut verdammt gut! Wir können alles erzählen, ohne dafür verurteilt zu werden. Zu dritt sitzen wir in einem kleinen Raum auf Stühlen im Kreis. So können wir uns alle gegenseitig in die Augen schauen. Nessi und ich sprechen in den Sitzungen beide über unsere Ängste und erzählen alles, was uns auf dem Herzen liegt. Die Therapeutin als neutrale Person hilft uns dabei, uns gegenseitig zu verstehen, zum Beispiel indem sie erklärt, wie das Gesagte gerade gemeint ist und wie es bei der anderen ankommt.

WIR:

Ina hat Angst vor den ganzen Veränderungen – auch den körperlichen. Sie fürchtet zum Beispiel, dass sie Nessi nicht mehr gerecht werden kann. Ina hat vor dem Schlaganfall immer vieles im Haushalt und drumherum organisiert. Wenn wir zum Beispiel in den Urlaub gefahren sind, hat Ina alle Koffer gepackt. Sie hat zu Hause Sachen aufgebaut oder repariert – oder auch mal die Spinnen ausgesetzt. So eine Aufgabenteilung etabliert sich irgendwann in jeder Beziehung. Jede von uns hat andere Stärken, und während Nessi das Berufliche gemacht hat wie Steuern und unsere Terminorganisation, hat Ina dafür gesorgt, dass zu Hause alles funktioniert. Jetzt befürchtet Ina, dass diese Rollenverteilung nicht mehr funktioniert und es Nessi zu viel werden könnte. Denn das Elternsein ist ganz neu und Job, Familie, Haushalt und auch eine Ehefrau, die nicht mehr so fit ist wie früher, könnten sie schnell überfordern.

Nessi dagegen hat Angst, dass es unser gewohntes Leben nicht mehr gibt und es nur noch um das Thema Gesundheit gehen würde. Die Ärztin erklärt uns, dass wir dieses Privatleben wie vor dem Schlaganfall nicht mehr so haben werden. Uns ist beiden bewusst, dass jetzt mehrmals in der Woche Physiotherapie, Ergotherapie, Mimiktraining und Neuropsychologie anstehen. Davon fühlen wir uns beide eingeengt und überrollt. Unser Leben vor dem Schlaganfall hat schon genug Aufgaben und Termine gehabt, sodass wir uns oft zwingen mussten, Zeit für uns zu finden oder rechtzeitig ins Bett zu gehen. Wir können uns nicht vorstellen, wie wir den neuen Alltag mit Kind und Hund, Therapien, Haushalt, Job, Zeit für uns und Me-Time für uns beide stemmen sollen, ohne dass sich jemand vernachlässigt fühlt. In dieser Zeit sprechen wir auch das erste Mal darüber, dass ein bestimmtes Familienmitglied eventuell zu viel an dieser Stelle sein könnte. Im Mai 2023 entscheiden wir uns schweren Herzens dazu, unserem Hund Charly ein besseres Zuhause zu geben, weil wir merken, dass wir ihm nicht gerecht werden können. Es wäre egoistisch, ihn zu behalten. Er ist ein Hund, der unglaublich viel Aufmerksamkeit und Pflege braucht und auch nicht gern allein zu Hause ist. Wir müssten ihn dann bei der Familie abgeben für die Zeit, die wir nicht da sind, und das wäre einfach nicht fair. Letztendlich finden wir für Charly ein neues Zuhause bei einer Bekannten, wo wir ihn immer besuchen können und von der wir regelmäßig Bilder auf WhatsApp bekommen.

Das ist vermutlich einer der härtesten Entscheidungen, die wir als Erwachsene je treffen mussten. Der Verlust tut uns heute noch sehr weh. Wir wissen aber auch, dass er es bei unserer Bekannten sehr gut hat, weil sie 24/7 für ihn da sein kann. Auch wenn das nur ein kleiner Trost ist, können wir aus heutiger Sicht sagen, dass das die richtige Entscheidung für ihn gewesen ist.

Neben diesem entscheidenden Schritt können wir durch die Paartherapie Dinge aussprechen, die wir uns bis dahin nicht getraut haben, einander zu sagen. Kennt ihr das? Ihr habt etwas auf dem Herzen, aber wollt es nicht loswerden aus Angst, dass es vielleicht das Gegenüber verletzen könnte, und sagt dann lieber nichts? So geht es uns in dieser Phase. Aber es ist so wichtig, dass wir miteinander kommunizieren, denn wir beide haben Ängste, und es stellt sich dabei heraus, dass sie sogar sehr ähnlich sind. Auch die Verarbeitung des Erlebten steht im Vordergrund der Paartherapie – u. a. das Elternwerden, der Umgang mit der neuen Lebenssituation und die Bewältigung von Problemen, die in der Zukunft auftreten könnten. Denn wir sind beide ehrlich: Wir haben bis dato nicht gewusst, wie unser Leben nach der Rehaklinik werden wird und wie wir beide mit dieser Veränderung zurechtkommen. Natürlich fließen Tränen bei jeder Sitzung, weil das Ganze sehr emotional ist.

Auch heute können wir noch auf die Learnings aus dieser Paartherapie zurückgreifen. Wir sind dadurch viel offener geworden beim Ansprechen von Dingen, die zwischen uns stehen, und warten nicht mehr, bis das Fass überläuft, bevor wir Probleme thematisieren, sondern machen es im Optimalfall früher. Nichtsdestotrotz gelingt das natürlich nicht immer, sodass wir damals wie heute über den Haushalt diskutieren oder zu wenig Zeit füreinander haben. Aber wir wissen, dass das normal ist und Menschen auch mal streiten oder diskutieren müssen. Nach einem Streit merken wir immer, wie wichtig die andere ist, und solange niemand im Streit schlafen geht (das machen wir nie), schweißt es weiter zusammen.

KAPITEL 15

HOPE *on* TOUR

Schlussstrich! – Neustart und Aufbruch ins neue Jahr

WIR:

Die Monate vergehen und werden dunkler. Jeder Tag scheint irgendwie gleich und doch anders. Es wird immer kälter, und der Dezember bricht an. Weihnachten rückt näher. Ob wir uns das erste Weihnachten anders vorgestellt haben? Definitiv. Nicht im Rollstuhl. Aber es ist wie es ist – und wir wollen glücklich sein, dass wir überhaupt eine Chance bekommen, gemeinsam zu feiern. Trotzdem fühlt es sich komisch und irgendwie traurig an. Auf der einen Seite sind wir stolz, was wir in den letzten Monaten alles geleistet haben, doch andererseits kommt bei uns beiden auch alles hoch, was passiert ist. Deshalb nehmen wir uns vor, über Weihnachten auf Social Media eine Pause einzulegen und drei Tage nur mit der Familie zu verbringen. Wie jedes Jahr feiern wir Weihnachten mit Nessis Familie. Livi nimmt das natürlich alles noch nicht wahr, aber es ist schön, gemeinsam Geschenke auszupacken und zusammen zu sein, auch wenn es ein sehr schwieriges Jahr gewesen ist.

Dann kommt Silvester – der 31.12.2022. Wir bekommen die Erlaubnis, das erste Mal zu dritt, fern vom Krankenhaus, zu übernachten, und sollen schauen, wie es funktioniert. Wir wollen das ganz allein ausprobieren und entscheiden uns, nicht bei Nessis Eltern zu bleiben. In unsere alte Wohnung wollen wir beide nicht, und das neu gekaufte Haus ist bis dahin noch nicht fertig – obwohl das eigentlich für Dezember 2022 geplant gewesen ist. Deshalb beschließen wir, uns ein Apartment für eine Nacht in Berlin zu buchen, um zu dritt in das neue Jahr reinzurutschen.

Wir reden viel, schauen uns gemütlich eine Fernsehserie an und kuscheln uns zu dritt ins Bett. Vom Feuerwerk bekommen wir nicht viel mit, weil wir sogar vor Mitternacht einschlafen. Aber das ist auch nicht schlimm, denn an diesem Abend geht es nicht um Feuerwerk, sondern darum, zusammen zu sein.

2023. Da ist es also: das neue Jahr. Sagt man nicht »Neues Jahr, neues Glück«? Glück können wir wirklich gebrauchen. Unser Vorsatz: Wir richten unser Leben wieder positiv aus! Und das Jahr beginnt mit einem großartigen Meilenstein: mit der ersten Treppenstufe an Tag 177 nach Inas Schlaganfall. Vor dem Treppensteigen hat Ina großen Respekt. Unser neues Haus hat drei Etagen. Wir haben in der Zwischenzeit Kontakt mit Firmen aufgenommen, die kleine Aufzüge einbauen können, denn unsere Treppen sind nicht für einen Treppenlift geeignet. Doch so richtig wohl fühlt Ina sich damit nicht. Wir sind immer der Meinung, dass wir keinen Aufzug brauchen werden und dass Ina es bis zum Einzug schaffen kann, die Treppen eigenständig zu benutzen. Aus diesem Grund warten wir mit dem Einbau, der nur ein paar Tage dauern würde. Aber er ist auch teuer, und einen Aufzug kann man auch nicht so schnell wieder abbauen. Einen Einzugstermin gibt es jetzt auch endlich: Juni 2023. Das spornt uns an, und wir beschließen, dass wir bis dahin keinen Aufzug mehr brauchen. Natürlich entsteht dadurch ein gewisser Druck, aber manchmal braucht man den, um Ziele zu erreichen.

VANESSA:

Am Anfang des Jahres wissen wir nicht, wie lange Ina noch in der Rehaklinik bleiben kann. Die gesetzliche Krankenkasse hat die Kosten übernommen, aber irgendwann wird der Punkt kommen, an dem Ina nach Hause muss. Ina wünscht sich, so lange wie möglich in der Klinik zu bleiben, denn zu Hause könnte sie diese Therapiedichte nicht aufrechterhalten. Deshalb ist unser Ziel, Inas Aufenthalt so lange es geht zu verlängern – solange die Krankenkasse das eben bezahlt. Die Rehaklinik stellt alle zwei Wochen einen Antrag, in dem dargelegt wird, wie es Ina geht und auf welche Ziele hingearbeitet wird, damit die Krankenkasse dem Aufenthalt weiterhin zustimmt.

Im Januar beschließe ich, bei meinen Eltern auszuziehen. Einen Monat später finde ich übergangsweise eine möblierte Wohnung auf Zeit in der Nähe der Rehaklinik. Ich weiß, dass unser Haus bald fertig sein und Ina bald entlassen wird – und ich fühle mich für gar nichts bereit. Das Haus ist doppelt so groß wie unsere alte Wohnung – wir ziehen von 97 m² auf 180 m². Und einen Garten hat es auch noch. Natürlich bin ich glücklich, dass wir uns in so jungen Jahren so etwas ermöglichen können, aber ich habe trotzdem Angst. Werde ich das alles schaffen? Werde ich allen gerecht? Ich bin ein Mensch, der es allen recht machen möchte und sich selbst immer hinten anstellen würde. Ich möchte einfach, dass alle um mich herum glücklich sind. Das ist mir wichtiger als mein eigenes Glück. Und zu diesem Zeitpunkt weiß ich nicht, ob ich das schaffen kann.
Vor dem Schlaganfall haben wir uns anstehende Aufgaben aufgeteilt. Ina hat viel Haushalt übernommen, und ich habe mich dafür um die Dinge rund um die Organisation unseres Jobs gekümmert. Einen Haushalt allein schmeißen? Und dann noch mit Baby? Das ist für mich unvorstellbar. Eigentlich möchte ich bei meinen Eltern bleiben, aber sie haben mir

viele Monate lang so viel abgenommen – u. a. Kochen, Haushalt etc. –, dass ich jetzt gehen muss, um wieder auf eigenen Füßen zu stehen. Ich glaube, wenn ich direkt ins kalte Wasser geschmissen worden wäre, wäre ich in unserem neuen Haus untergegangen. Das ist unangenehm zu schreiben, weil viele denken werden: »Hey Vanessa, du bist 26. Du wirst ja wohl allein leben können!« Aber das ist gar nicht so einfach, wenn man die letzten sechs Jahre mit jemandem zusammengelebt hat, nie allein gewesen ist und sich viele Aufgaben geteilt hat. Jetzt hängt erst einmal alles an mir, und ich muss mit dieser großen und auch neuen Verantwortung zurechtkommen. Deshalb ist es für mich die einzig richtige Entscheidung, in eine Wohnung zu ziehen, die ich für ein paar Monate mieten kann. In unsere alte Wohnung wollen wir nicht zurück, also kündigen wir sie. Somit bewohne ich mit Olivia ab Februar eine möblierte Zweiraumwohnung, um zu schauen, wie gut ich allein zurechtkomme und was meine Herausforderungen sind. Und hey, es tut gut und ist nicht so schlimm, wie ich gedacht habe. Es bringt mich weiter, dass ich auf einmal alles übernehmen und das Ganze so organisieren muss, dass es klappt, auch wenn zwischenzeitlich die Wohnung wirklich chaotisch aussieht – aber das gehört dazu. Insgesamt bleibe ich vier Monate dort mit Olivia. Meistens gehe ich an fünf Tagen pro Woche zu Ina, deshalb will ich nicht länger als zwanzig Minuten fahren. An zwei Tagen darf Ina zu mir kommen, und wir übernachten zusammen, damit wir unser Leben nach dem Krankenhaus »üben« können.

Was Nessi schon alles gemeistert hat, ist einfach nur beeindru-ckend. Gerade in den letzten zwei Jahren ist sie so erwachsen geworden. Erst die Geburt der kleinen Livi, und schon drei Tage später fuhr sie trotz der ganzen Belastungen jeden Tag zu Ina ins Krankenhaus – ein ganzes Jahr lang! Sie ist so stark und trotz-dem sie selbst geblieben.

Ich denke, am Anfang war es für Nessi sehr schwer, sich auf Livi zu konzentrieren. Mit dem Kopf war sie immer bei Ina. Nessi hat aber auch viele Tipps und unsere Unterstützung angenommen. Es hat einige Zeit gebraucht, bis sie in ihrer neuen Rolle ange-kommen ist. Diese Zeit hat sie enorm selbstständig gemacht. Sie ist im Leben angekommen und weiß, worauf es ankommt. Ich habe sie wirklich sehr lieb und bin unglaublich stolz auf sie.

KAPITEL 16

HOPE on TOUR

Zwischen Freude und Fremdeln – Ina kommt nach Hause

INA:

Es ist so weit: Ich gehe nach Hause. Ist dieser Alptraum nun vorbei? Es ist ja nicht alles schlecht gewesen. Es hat Momente der Freude, der Zuversicht, viele der Trauer und sehr hoffnungsvolle Momente gegeben. Trotzdem ist es an der Zeit, zu gehen. Der Entlassungstermin hat sich immer wieder nach hinten verschoben, aber heute soll es wirklich so weit sein. In den letzten Tagen habe ich bereits die Aufbruchstimmung gespürt. Es ist komisch, sich in so vielen Therapien zu verabschieden. Sonst bin ich am nächsten Tag oder nach dem Wochenende wieder da. Aber als klar ist, dass meine Entlassung ansteht, gibt es die ersten Verabschiedungen. Ich bekomme sogar einige Geschenke - manche haben mich echt gerührt. Mit einigen Menschen tausche ich E-Mail-Adressen aus.

Fast ein Jahr bin ich in meinem Krankenhaus-Zimmer gewesen. Da hat sich einiges angesammelt, von Kleidung, Kuscheltieren über Decke und Kissen sowie Kosmetik bis hin zu Puzzles und Lernspielen zum Üben und einem Rollstuhl. Ich habe wirklich hier gewohnt - es ist wie meine eigene Einzimmerwohnung. Ich weiß nicht, wie dieses Zimmer jemals leer werden soll, das überfordert mich. Mein Vater weiß, wie sehr ich auf meine Entlassung hinfiebere und was sich hier so angesammelt hat. In den letzten Monaten hat er immer wieder mit mir gemeinsam aufgeräumt. Jetzt organisiert er Umzugskartons und nimmt sich ein Wochenende Zeit, um mit mir alles vorzubereiten. Wir packen fünf Kartons voll, die mein Vater mir dann ordentlich ins Zimmer stapelt. Mit Nessis Eltern sprechen wir ab, dass sie dann alles – inklusive mir – mitnehmen werden.

INAS VATER ERINNERT SICH:

Ina hat immer gesagt, dass sie das Krankenhaus nicht im Rollstuhl verlassen will – am Anfang zweifelte ich, aber ich bin unendlich stolz darauf, dass sie es geschafft hat. Ihr Kampf zurück ins Leben war erfolgreich. Darüber bin ich sehr froh und glücklich.

Nicht nur ich, sondern die gesamte Familie war täglich für Ina da, machte ihr Mut, unterstützte sie, ging mit ihr spazieren, und auch die ersten Kontakte mit Liv gaben ihr viel Kraft.
Ein großer Dank meinerseits gilt dem gesamten Krankenhauspersonal, denn ohne ihre Unterstützung und Aufopferung wäre das alles nicht zu schaffen gewesen.

Und dann ist der Tag der Tage gekommen. Abgesehen von den ganzen Vorbereitungen im Vorfeld bin ich schrecklich nervös: Wie wird es werden? Wie wird es sich anfühlen, nicht mehr im geschützten Umfeld zu sein? Wie wird es sein, keine stationäre Patientin mehr zu sein? Werde ich eine gute Mutter für unsere Tochter sein können? Das alles schwirrt mir im Kopf herum. Ich habe eine unruhige letzte Nacht hinter mir, weil die Entlassung so nah und gedanklich doch so fern ist. Nach dem Hinfiebern der ganzen letzten Monate fühlt sich dieser Tag so surreal an. Das letzte Mal geht also mein Wecker um 6:30 Uhr in diesem Zimmer, und 30 Minuten später gibt es ein Marmeladenbrot. Ich werde ungeduldig und weiß nichts richtig mit mir anzufangen. Es ist Sonntag, und so habe ich auch kaum Möglichkeiten, mir die Zeit zu vertreiben, denn in der Klinik hat nichts geöffnet, kein Sportbereich oder Ähnliches. Mit meinen Gedanken allein warte ich also auf Nessi und ihre Eltern.

INAS FORTSCHRITTE UND ABSCHIED

Ina hat weit mehr erreicht, als es die Therapeut*innen für möglich gehalten hätten. Dass sie überhaupt wieder laufen könnte, galt anfangs als unwahrscheinlich. Ihr bemerkenswerter Fortschritt ist zweifellos ihrem außerordentlichen Ehrgeiz und auch einem Quäntchen Glück zu verdanken – dass nämlich ausreichend Thrombusmaterial entfernt werden konnte. Doch im Kern war es ihr unbeugsamer Wille, der den Unterschied machte. Ich ziehe meinen Hut vor ihrer Leistung und bin tief beeindruckt von ihrer Willensstärke.
Es ist wichtig zu betonen, dass Inas Rehabilitation kein einfacher Prozess war, er ist nicht mit gelegentlichen Besuchen im Fitnessstudio zur Muskelstärkung vergleichbar. Stattdessen erforderte Inas Krankenhausaufenthalt von ihr tägliches, hartes Training und zwangsweise die Akzeptanz von nur minimalen Fortschritten und manchmal auch Rückschritten. Die Geduld, die Ina aufbringen musste, war enorm – oft geschah wochen-

lang scheinbar nichts, und dennoch setzte sie ihr Training fort, ohne den Mut zu verlieren, Schritt für Schritt. Diese Ausdauer, auch angesichts von Rückschlägen, Schmerzen und Frustration, zeichnet Ina besonders aus.

Inas Persönlichkeit hat bei allen einen bleibenden Eindruck hinterlassen. Sie ist eine außerordentlich liebenswerte Person, und es ist selten, dass Patient*innen, die lange Zeit in einer Klinik verbringen müssen, sowohl vom Personal als auch von anderen Patient*innen rundum gemocht werden. Ina war hier eine bemerkenswerte Ausnahme. Trotz ihrer sehr langen und extrem herausfordernden Zeit im Krankenhaus zeigte sie keine Gereiztheit oder Unmut. Es flossen aber natürlich auch viele Tränen.

Als Ina schließlich entlassen wurde, hinterließ sie auch eine Lücke. Ihre Anwesenheit hatte für mich eine Gewohnheit und eine besondere Bindung geschaffen, auch durch die regelmäßigen zusätzlichen Gespräche an meinen Wochenenddiensten. Zwischen mir und Ina, Ärztin und Patientin, ist in dieser Zeit eine sehr emotionale und menschliche Beziehung entstanden. Ina hat nicht nur in der Klinik, sondern auch in den Herzen der Menschen, die mit ihr gearbeitet haben, einen unvergesslichen Eindruck hinterlassen. Mit einem Augenzwinkern habe ich ihr gesagt, dass sie richtig Ärger mit mir bekäme, sollte ich sie noch einmal in der Klinik sehen - ein Zeichen dafür, wie sehr ich ihre Anwesenheit geschätzt und ihre Entlassung als Erfolg gefeiert habe.

Inas Geschichte ist ein inspirierendes Beispiel für die Kraft des menschlichen Willens und die Bedeutung von körperlicher und seelischer Unterstützung durch das gesamte Umfeld im Genesungsprozess. Ich wünsche ihr und ihrer Familie für die Zukunft von ganzem Herzen nur das Allerbeste.

Dr. med. Marie Diederichs
Oberärztin Klinik für Neurologie mit Stroke-Unit und Frührehabilitation Neurologie, BG Klinikum Unfallkrankenhaus Berlin

VANESSA:

Tag 341. Es ist so weit. Endlich soll es in unser neues Zuhause gehen - für uns alle! Wir haben lange auf den Tag hingefiebert, und trotzdem kommt er doch viel schneller als erwartet.
Ich fahre endlich das letzte Mal mit diesem Fahrstuhl auf Inas Rehastation. Ein allerletztes Mal höre ich die Ansage »zweites Obergeschoss«. Kann mich bitte jemand kneifen? Ina hat mit ihrem Papa vorab alle ihre Sachen gepackt. Und jetzt sind meine Eltern mit mir gemeinsam hingefahren, und wir laden alles ein und sagen dem Krankenhauszimmer ein letztes Mal Tschüss. Das ist so ein unglaublich emotionaler Tag. Dieser Raum hat uns elf Monate begleitet, und heute verabschieden wir uns und müssen ihn hoffentlich nie wieder sehen.

Jetzt fängt das neue Kapitel an. Unser neues Leben beginnt. Ich sage bewusst »neu«, weil sich unser Leben um 180 Grad gedreht hat und wir uns erstmal auf alles einstellen müssen. Allein der Fakt, dass wir Eltern geworden sind, hat schon so viel verändert. Die Konstante bei allem Neuen ist trotzdem immer unser gemeinsames Heim.

Neben der Vorfreude begleitet uns auch etwas Angst: Wie wird das Zusammenleben nach so langer räumlicher Trennung sein? Elf Monate lang hat jede allein geschlafen. Wie wird es, wenn wir wieder zu zweit in einem Bett schlafen? Wie wird das Leben in einem Haus? Schaffen wir es, uns dort so zu Hause zu fühlen wie in unserer alten Wohnung? Wie lange werden wir brauchen, um uns einzugewöhnen? Wie wird es für Livi sein? Sind wir gute Eltern? Wie teilen wir uns die Aufgaben auf, die anstehen? Wie wird es mit der neuen Aufgabe, den Therapien? Werden wir so sein, wie wir gewesen sind? Werden wir uns ganz neu kennenlernen und definieren müssen?

Ihr könnt euch kaum vorstellen, wie diese Gedanken in mir kreisen. Ich kann nur eins sagen: Egal, wie sehr man etwas plant, es kommt meistens sowieso alles anders. Vor der Geburt sind wir super vorbereitet gewesen – haben vorgekochte Gerichte für zwei Wochen im Kühlschrank gelagert, Content für Social Media vorgedreht, und sogar die Kliniktasche für die Geburt ist perfekt gepackt gewesen. Und ihr kennt das Ende vom Lied: Alles ist anders gekommen, egal wie perfekt wir es durchdacht haben. Aber das hat Ina schon in unserem zweiten Buch »Together on Tour« auf die Frage, wie es wohl als Familie mit einem Kind sein wird, vorhergesehen:

»Aber trotz allem bin ich mir auch sicher, dass das irgendwie klappen wird mit uns. Letztlich wissen wir ja beide, dass es egal ist, wie viel wir uns vorbereiten, es kommt sowieso anders. Und irgendwie muss es ja werden – schließlich sind wir nicht die ersten Mütter auf dieser Erde.«

Und damit hat sie recht behalten: Es kommt sowieso anders. Deshalb versuchen wir dieses Mal gar nicht, Antworten auf diese ganzen Fragen zu finden, sondern lassen es einfach auf uns zukommen und schauen, wie es sich einpendelt. Und ja, das wird lange dauern. Das ist kein Prozess, der nur ein paar Tage dauert. Wir werden viel mehr Monate brauchen, um uns richtig einzufinden und um anzukommen.

Der erste Schritt ist, den Auszug aus der Wohnung vorzubereiten und die ganzen Umzugskartons einzuräumen. Wir haben echt tolle Freundinnen, die uns dabei helfen. An einem Tag räumen wir die ganze Küche, das Wohnzimmer, das Schlafzimmer und das komplette Untergeschoss ein. Und danach packen wir in unserem neuen Zuhause Schritt für Schritt alles wieder aus.

Übrigens haben wir die letzte Kiste erst im Januar 2024 ausgepackt. Es ist die Krankenhaus-Umzugskiste, mit der wir uns am meisten Zeit gelassen haben. Aber ein Umzug ist immer ein Prozess: Es dauert Ewigkeiten, bis alle Möbel da und aufgebaut sind. Aber wir können uns erinnern, dass wir in unserer alten Wohnung auch ein Jahr gebraucht haben, bis wir komplett fertig waren und sogar die Terrasse schön gemacht haben. Das Haus ist deutlich größer als unsere Wohnung, und damit ist klar, dass wir länger brauchen werden.

Nachdem wir fast alle Umzugskartons ausgeräumt haben, versuchen wir, unseren neuen Alltag zu formen. Wie kommt Ina zu den Therapien? Wie oft und an welchen Tagen? Wie stehen wir auf? Wie strukturieren wir unseren Tag? Das ist die nächste große Aufgabe, denn wir müssen uns einfinden und herausfinden, wie wir den Tag so organisieren, dass niemand überfordert ist und wir alle unsere Aufgaben weiterhin machen können. Durch Kind und mehr Wohnfläche ist natürlich auch der Berg an Haushalt deutlich größer. Die ersten Wochen … puh, die sind wirklich schwierig. Wir wissen nicht genau, wie wir alles hinbekommen, ohne dass wir die andere zu sehr belasten. Mein Ziel ist es, dass Ina niemals eine Therapie absagen muss wegen Arbeit, Haushalt oder meinetwegen. Aber gleichzeitig brauche ich manchmal auch Hilfe oder jemanden, der auf Liv aufpasst, damit ich meine Aufgaben erledigen kann. Wir sind im Alltag jetzt einfach häufiger getrennt – allein die Therapien nehmen so viel Zeit ein wie ein Teilzeitjob. Aktuell macht Ina jede Woche fünf Stunden Physiotherapie, eine Stunde Ergotherapie, zwei Stunden Mimiktraining und noch drei bis vier Stunden Sport. Das summiert sich natürlich. Bei unseren Freund*innen ist es normal, dass sie ihre Partner*innen nicht den ganzen Tag sehen, weil die meisten verschiedenen Jobs nachgehen. Aber wir haben das »Glück«, unsere Selbstständigkeit zu teilen. Für manche Paare wäre es vermutlich schön, für andere sehr anstrengend. Deswegen fühlt es sich für uns komisch an, wenn wir die Zeit nicht immer gemeinsam verbringen, sondern auch getrennt Dinge machen. Nach ein paar Monaten haben wir den Dreh aber raus.

In dieser Zeit bemerke ich, dass Ina darunter leidet, bisher so wenig Zeit mit Liv verbracht zu haben, zum Beispiel, dass sie nicht bei der Geburt dabei sein konnte. Das ist auch heute noch ein großer Verlust für uns beide und hinterlässt echt eine Lücke in unseren Herzen. Wir haben es uns beide so gewünscht und kommen nicht darüber hinweg, diese Möglichkeit nicht gehabt zu haben. Durch die lange Zeit, die Ina im Krankenhaus verbracht hat, und die kurzen Besuchszeiten am Nachmittag ist es schwer, eine richtige Bindung aufzubauen. Ina will Liv ins Bett bringen, aber daran muss sich die Kleine erstmal gewöhnen. Klar, wenn Livi elf Monate lang von mir ins Bett gebracht wird, ist es für sie ungewohnt, wenn ich es nicht mehr mache. Deshalb probieren wir es erst gemeinsam, bis Ina irgendwann allein übernimmt. Und was soll ich sagen? Heute winkt mir Liv abends immer zu und geht ganz selbstverständlich mit ihrer Mami ins Kinderzimmer. Unsere Geduld hat sich ausgezahlt, denn eine Bindung lässt sich nicht von heute auf morgen aufbauen. Trotzdem tut mir immer noch so leid, dass Ina diese erste Zeit nicht so intensiv miterleben konnte wie ich, denn Livi ist genauso ihr Kind, wie sie meines ist.

Und so versuchen wir, viele Dinge aufzuholen – in ein Spieleparadies zu gehen, auf Spielplätze und einfach gemeinsam die Familienzeit zu dritt zu erleben. Heute gibt es für mich nichts Schöneres, als zu sehen, wie Ina mit Livi spielt und die beiden sich sehr lieb haben. Das erwärmt einfach mein Herz.

INTERVIEW MIT VANESSAS MUTTER

Wie haben Sie Nessa in dem Moment erlebt, als Ina den Schlaganfall hatte? Und an den Tagen danach?

Für mich war dieser Tag ein schlimmer Tag. Es war genau unser 14. Hochzeitstag. Die Kinder kamen zu Besuch und bestellten als Überraschung Sushi, und dann kam alles anders.

Es war so schlimm, Ina so hilflos zu sehen, und auf der anderen Seite auch, wie sehr Nessi gelitten hat. Ich hatte richtig Angst, dass es Komplikationen bei der bevorstehenden Geburt geben könnte. Deswegen gab es für mich auch nur die Lösung, dass Nessi erstmal zu uns zieht, damit wir uns um alle drei kümmern können. Auf die Schnelle haben wir alles für das Baby vorbereitet und ihre Sachen aus der damaligen Wohnung geholt. Wir wollten wenigstens Nessi und Livi-Maus ein schönes Zuhause bereiten, in dem die beiden sich wohlfühlen können. Als Ina den Schlaganfall erlitt, hielt ich die ganze Zeit ihre Hand. Bevor die Rettungssanitäter sie ins Krankenhaus fuhren, versprach ich Ina, dass wir uns um Nessi und Livi kümmern, und ich sagte ihr, dass sie sich keine Sorgen machen soll. Zwei Tage später setzten dann bei Nessi die Wehen ein, und wir fuhren zusammen ins Krankenhaus. Wir sind die erste Zeit abwechselnd täglich mit Nessi und Livi zu Ina ins Krankenhaus gegangen. So konnte Nessi Ina sehr nahe sein, und Ina konnte eine Bindung zu Livi aufbauen.

Wie war das Gefühl, Oma zu werden?

Die Liebe zu meiner Enkeltochter ist unbeschreiblich. Livi ist unser kleiner Sonnenschein. Es ist ein großartiges Gefühl, eine so junge Oma zu sein. Man fühlt sich noch fit und kann an den Aktivitäten der Kinder und Enkelkinder teilhaben. Die Freude über die gemeinsame Zeit mit ihr ist riesig. Livi ist die schönste Enkelin auf dieser Welt! Ganz sicher hat noch nie jemand eine so wunderschöne Enkelin gehabt wie ich! Ich liebe sie seit dem ersten Augenblick. Mein Herz quillt vor Stolz und Glück über. Ich bin nun eine richtige Oma. Ohne Falten und ohne Sticktalent, aber eindeutig eine echte Oma. Während Nessi und Ina ihr sagen: »Livi, iss erst das Gemüse und dann gibt es den Nachtisch!«, frage ich sie: »Möchtest du Pudding, Eis oder Kekse?« Man kann Livi einfach nur verwöhnen.

Ich bin so stolz auf meine kleine Enkeltochter. Dabei zu sein, als sie das erste Mal gelächelt hat, als sie ihren ersten Schritt gemacht hat, wie sie das erste Mal – hoffentlich bald – »Oma« sagen wird und einen dabei glücklich anstrahlt: Das ist das beste Gefühl auf Erden.

Wie haben Sie Nessa als Mutter wahrgenommen?

Ich durfte die Geburt gemeinsam mit Nessi erleben. Für mich war von Anfang an klar, dass ich Nessi bei der Geburt unterstützen möchte. Sie war so zerbrechlich zu dieser Zeit, und ich wollte einfach nur bei ihr sein. Nessi hat das großartig gemacht, hat so viel Kraft bewiesen. Diese Geburt war ein beeindruckendes Ereignis für mich. Dadurch habe ich ein ganz besonderes Verhältnis zu Livi, auch die Beziehung zu Nessi hat sich noch mal vertieft. Ich denke, am Anfang war es für Nessi sehr schwer, sich auf Livi zu konzentrieren. Mit dem Kopf war sie immer bei Ina. Nessi hat aber auch viele Tipps und unsere Unterstützung angenommen. Sie ist eine wundervolle Mutter und ich bin sehr stolz auf sie!

KAPITEL 17

HOPE *on* TOUR

Im Hier und Jetzt – unser Leben heute

INA:

Nichts ist mehr so, wie es vorher war. Wir sind zwar gut zu Hause angekommen, aber auf einmal war sie da: die Herausforderung, ambulante Therapien zu managen. Weil wir bereits viel über Schlaganfälle gelernt haben, ist uns klar, dass eine hochfrequente Weiterführung von Therapien wichtig ist. Also nehmen wir diese ganzen neuen Termine mit in unseren Alltag auf. Wir schaffen einen beinahe nahtlosen Übergang, und ich kann weiterhin Therapiemaßnahmen wahrnehmen. Selbst heute bleibt es trotzdem noch ein Spagat für uns als Familie, aber wir halten zusammen. Seit diesem allerersten Tag zu Hause optimieren wir immer wieder unseren Rhythmus. Und wir sind froh, uns zu haben, denn wir beweisen jeden Tag aufs Neue, wie stark wir sind und wie gut wir uns unterstützen: im Alltag zum Beispiel, wenn Nessi mir fast automatisch mein Frühstück macht (Quark mit Beeren) und mir immer, wenn sie unterwegs ist, meine Lieblingsblumen, die roten Rosen, mitbringt. Ich lege schon bald wieder ihre Socken und Pullover in den Schrank, weil ich weiß, wie gern sie das hat, und sie freut sich immer so von ganzem Herzen darüber. Diese Kleinigkeiten an jedem Tag sind so wichtig und geben uns so viel Mut und Kraft für die Zukunft.

Nun ist es aber auch so, dass Livi ein Kleinkind ist und uns beide braucht. Hier teilen wir uns die Aufgaben, so gut es geht. Ich bringe Livi immer ins Bett, und Nessi wickelt sie zum Beispiel. Ganz neu und ungewohnt ist es für mich, nachts auf einmal vom Brabbeln und Babygeräuschen wach zu werden. Am Anfang denke ich, ich sei noch im Krankenhaus und Livi sei plötzlich neben mir. Ich kann das alles noch gar nicht begreifen, aber dann schaue ich mich um und bin glücklich, dass Nessi neben mir liegt und ich nicht mehr allein schlafen muss. Nein, ich bin endlich zu Hause. Sehr oft wachen wir beide in dieser Zeit nachts auf und reden bis in die Morgenstunden. Wir haben so viel aufzuholen, konnten es kaum erwarten, und auf einmal liegen wir hier, nebeneinander, und es ist so viel passiert. Ein ganzes Jahr ist vorübergegangen, dabei kommt es uns manchmal wie ein halbes Leben vor.

Die Tage starten deutlich früher, wenn man plötzlich mit einem kleinen Wesen zusammenlebt. Livis Lachen und ihr kleiner Körper, der sich immer bewegen muss, wenn sie Musik hört. Livi liebt Musik so sehr wie Essen. Ihr Lieblingslied ist der »Maja-Tanz«. Wir singen es mindestens dreimal am Tag. Auch wenn sie mal traurig ist oder weint, bekommt sie davon sofort gute Laune und fängt an zu tanzen, sobald sie die ersten Takte hört. Bestimmt wird sie später mal irgendwas mit Musik machen. Sie ist ein so fröhliches und positives kleines Mädchen. Immer wenn sie uns anschaut, geht buchstäblich die Sonne auf. Als Eltern haben wir so einen tollen Ablauf gefunden und ein gutes Zeitgefühl entwickelt - wir wissen ganz genau, dass Livi um 16:30 Uhr Obst, am liebsten Heidelbeeren essen möchte, dass sie lieber Nudeln statt Kartoffeln mag - das ist ihr Geschmack. Wir kochen immer gemeinsam, und sie probiert auch gern Neues aus. Wir freuen uns einfach Tag für Tag, dass es weitergeht, und feiern die kleinen Erfolge genauso wie die großen. Und wenn Livi singt, tanzen unsere Herzen.

WIR:

Es ist sieben Uhr, und Livi hat keine Lust mehr zu schlafen. Der Tag beginnt für uns alle. Nessi holt Livi aus ihrem Bett, wir kuscheln alle kurz miteinander und putzen danach gemeinsam unsere Zähne. Dann macht Nessa Livi fertig für den Tag – sie wechselt die Windeln und zieht ihr ein Outfit an. Danach gehen Ina und Livi gemeinsam in die Küche und machen Frühstück, während Nessi schnell unter die Dusche springt und sich fertig macht, damit die Kleine um neun Uhr pünktlich bei der Tagesmutter sein kann.

Im Oktober 2023, als Liv 15 Monate alt ist, haben wir uns entschieden, dass wir sie zu einer Tagesmama bringen, wo sie mit anderen Kindern spielen kann. Es ist nur eine kleine Gruppe, aber das reicht uns momentan vollkommen aus. Die Eingewöhnung hat recht schnell geklappt, sodass nach zehn Tagen schon keine Träne mehr geflossen ist und sie uns bei der Verabschiedung energisch zum Abschied zugewunken hat.
Sie freut sich richtig auf die Zeit dort, um mit den Kindern zu spielen, bis wir sie nach dem Mittagsschlaf wieder abholen. Wir versuchen immer, in diese Zeit die Therapien zu legen, sodass Ina z. B. zur Physiotherapie geht und Nessi sich an den Laptop setzen kann, um beispielsweise die Steuern zu erledigen. Auch dieses Buch schreiben wir in dieser Zeit, damit wir den Computer zuklappen können, wenn die Kleine wieder zurück ist. Es klingt eigentlich nach einem normalen, sogar manchmal langweiligen Familienleben. Dabei ist unsere Situation alles andere als langweilig. Aber sie ist … na ja, normal. Und das ist schön.

Natürlich hat sich vieles geändert – einiges ist besser geworden, vor allem die Kommunikation zwischen uns beiden als Paar und als Eltern. Wir haben uns zwar schon immer alles erzählt, aber wir sprechen Dinge jetzt viel früher an und warten nicht mehr, bis das Fass übergelaufen ist, sondern sind direkt ehrlich, wenn etwas nicht so schön läuft. Wir reden viel offener über Probleme, und die andere ist nicht sauer, wenn es angesprochen wird, sondern dankbar dafür. Diese ehrliche Kommunikation schätzen wir beide sehr.

Einiges ist natürlich anders geworden. Wir würden jetzt nicht das Wort »schlechter« wählen, aber natürlich fehlt es Ina immer noch, einfach ins Auto einzusteigen und losfahren zu können. Oder zu rennen. Oder den linken Arm so zu bewegen, wie sie es möchte. Aber das sind Dinge, an denen wir gemeinsam arbeiten. Und wer weiß, wie es in zwei Jahren aussieht? Das kann uns niemand sagen, und wir haben noch einen langen Weg vor uns. Aber das ist auch etwas Positives, denn es bedeutet, dass noch Potenzial da ist, dass wir noch nicht am Ende angekommen sind.

Das Erlebte hat uns auch dazu gebracht, uns mit den Themen Testament und Patientenverfügung auseinanderzusetzen. Mittlerweile hat jede von uns beides ausgefüllt. Lieber haben und nicht brauchen, als brauchen und nicht haben. Es ist zwar komisch, die beiden Dokumente zu erstellen, aber wir sind froh, dass wir so etwas für den Notfall parat haben. Wir haben uns auch mit dem Thema DKMS - ehemals Deutsche Knochenmarkspenderdatei - und Organspende beschäftigt und uns registriert, um anderen Menschen zu helfen, wenn wir helfen können. Das sind alles Dinge, über die wir uns erst nach Inas Schlaganfall Gedanken gemacht haben. Es ist schade, dass wir nicht früher darauf gekommen sind, aber auch logisch, denn Menschen hinterfragen ihr Leben nach einem Schicksalsschlag noch mal anders.

Auch Kleinigkeiten sind uns unwichtig geworden. Wir schätzen das Leben viel mehr und haben uns versprochen, dass wir jede Gelegenheit nutzen werden, die wir vielleicht vor alldem nicht ergriffen hätten. Wenn wir die Möglichkeit haben, morgen wegzufahren, dann machen wir es. Wenn wir die Chance haben, etwas heute noch zu tun, dann tun wir es. Wir schieben nichts mehr auf morgen. Und: Wir machen das, was uns glücklich macht, und nicht das, was andere Menschen in unserem Umfeld wollen. Die Prioritäten haben sich geändert. Wir sind durch die Zeit und durch unser Kind auch zu anderen Menschen geworden. Wir sind gewissermaßen gezwungen worden, erwachsen zu werden – von jetzt auf gleich mussten wir funktionieren.

Für uns ist es das Schönste, wenn unsere Tochter uns anlacht, denn ihr ist es egal, ob wir zwei Frauen sind oder ob ihre Mami ihren linken Arm nicht bewegen kann. Sie hat uns lieb, so wie wir sind, und sieht uns beide als Vorbild. Das merken wir jetzt schon – sie versucht uns nachzuahmen und räumt schon fleißig ihr Geschirr ab, wenn sie aufgegessen hat, oder möchte ihre Haare gemacht bekommen.
Wir sind als Familie unheimlich zusammengewachsen und schätzen jeden Tag, den das Leben für uns bereithält. Livis erstes Wort war »Danke«, dicht gefolgt von »eins« und »ja«. Wir sind gespannt, wann sie mal Mama oder Mami sagen wird. Anscheinend sind wir eine sehr höfliche Familie, wenn wir so oft Danke sagen. Oder vielleicht auch einfach nur eine dankbare. Denn das sind wir wirklich: dankbar, dass wir eine zweite Chance bekommen haben, gemeinsam weiterzuleben und als Familie die große weite Welt zu entdecken.

WAS ICH MIR VON MEINEN MITMENSCHEN WÜNSCHE

INA:

Bitte werde dir darüber bewusst, dass es für mich schwer ist, auch wenn ich für dich nun etwas »anders« bin. Ich hätte es auch gern wie früher. Denke nicht, dass ich es nicht auch will. Aber das geht nicht von heute auf morgen. Ich muss erst mein neues Ich finden.

Bitte hab Geduld mit mir – auch wenn ich für etwas zwanzigmal länger brauche. Sei genauso geduldig mit mir, als wäre es gerade das erste Mal für mich. Bitte denk nicht, dass ich es nicht schaffen will. Ich brauche einfach nur Zeit – alles in meinem Tempo. Aber ich gebe mein Bestes.

Bitte versuche zu verstehen, dass alles für mich Arbeit bedeutet. Ein gemütlicher Spaziergang oder auch ein Lächeln fordern mich. Jede kleine Sache ist sehr anstrengend für mich. Ich muss alles neu lernen. Und das braucht Zeit.

Bitte mach mir Mut. Sag mir nicht die ganze Zeit, was alles anders ist, sondern lieber, was ich schon alles wieder kann. Dass alles wieder gut wird, auch wenn es zehn Jahre dauern kann.

Bitte erinnere mich daran, dass das Gehirn ein Leben lang lernen kann. Sieh jeden meiner Erfolge, auch wenn sie klitzeklein sind. Für mich sind sie ganz groß.

Bitte liebe mich so, wie ich bin, und verlange nicht, dass ich so sein soll wie früher. Mein Gehirn hat sich verändert, und die schwere Zeit hat auch mich geprägt.

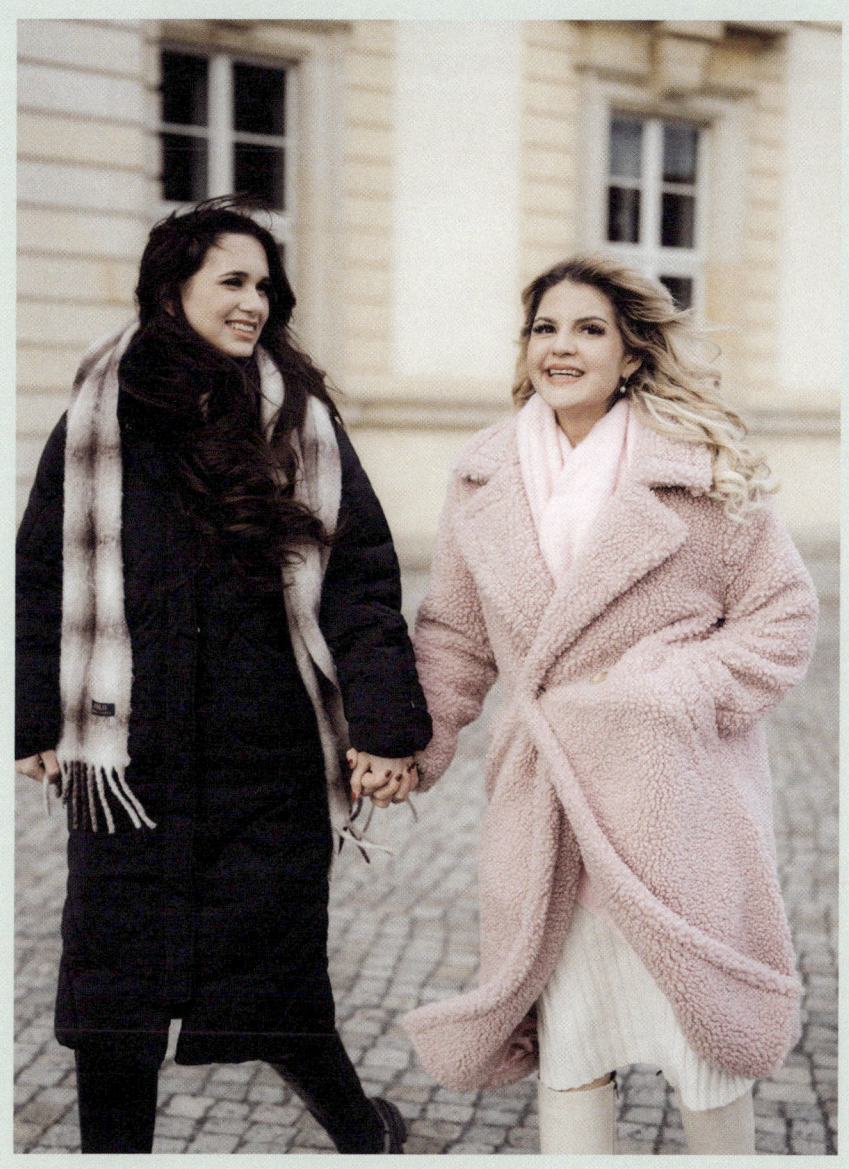

KAPITEL 18

HOPE *on* TOUR

Was wir uns für die Zukunft erhoffen – ein Ausblick

Wenn uns jetzt jemand fragt, wie wir unsere Zukunft vorstellen, antworten wir einfach: glücklich. 2021 haben wir uns unsere Zukunftswünsche so vorgestellt: ein großes Haus mit Pool, ein Hund, eine Katze und zwei Kinder. Aber plötzlich ist das kein Muss mehr. Wir brauchen kein Haus, um glücklich zu sein. Uns würde auch eine kleinere Wohnung reichen. Bei der Kinderplanung sind wir auch gerade so ausgelastet, aber wer weiß, was in den nächsten Jahren noch passieren wird? Vanessa kann sich nicht vorstellen, noch einmal schwanger zu sein. Für sie war der Schlaganfall von Ina, zwei Tage vor der Geburt, ein sehr traumatisches Ereignis, und sie hat Angst, dass wieder etwas Schlimmes passieren könnte. Deshalb haben wir darüber geredet, und wenn, dann würde Ina schwanger werden wollen – wenn der Gesundheitszustand es zulässt. Wir wollten immer zwei Kinder haben, aber derzeit liegt das wirklich noch in weiter Ferne.

Livi macht uns gerade einfach glücklich. Und es ist schön, sich komplett auf einen Menschen zu konzentrieren und zu versuchen, diesem kleinen Wesen alles zu ermöglichen, was es sich wünscht. Und es glücklich zu sehen – egal, welchen Weg Livi mal einschlagen oder in welchen Menschen sie sich mal verlieben wird. Wir werden sie immer unterstützen. Natürlich wissen wir jetzt noch nicht, ob Livi sich irgendwann ein Geschwisterchen wünscht – aber das hat noch Zeit. Ina und ihre große Schwester haben auch einen relativ großen Altersunterschied, und Nessi und ihre kleine Schwester sind sechs Jahre auseinander. Also: Wir haben noch ganz entspannt Zeit, um uns über dieses Thema ausreichend Gedanken zu machen. Und wer weiß, vielleicht fühlen wir uns irgendwann doch dazu bereit und der Wunsch wird ganz groß? Ihr werdet es sicherlich erfahren. Und wie wird es mit Social Media weitergehen? Einfach wie gewohnt, wir lieben unseren Job (obwohl es sogar mehr ein Hobby ist, das wir zum Beruf gemacht haben). Unsere Intention war damals nicht, damit Geld zu verdienen. Wir haben uns einfach mit unserem Instagram-Account geoutet, weil wir das nicht bei all unseren Bekannten einzeln tun wollten. Deshalb haben wir im September 2018 einfach ein Kussbild hochgeladen – und dann wussten es alle. Wir haben gelernt, dass das Leben Höhen und Tiefen hat und dass wir auf Social Media nicht nur die guten Tage zeigen sollten. Das Leben verläuft nun einmal nicht geradlinig, aber das mussten auch wir erst lernen. Wir wollen weiterhin Menschen mit unserer gemeinsamen Geschichte Mut machen, werden weiterhin für Diversität stehen und einfach munter aus unserem Leben erzählen.

Eine richtige Bucketlist haben wir nicht, wir wollen alles erleben, was geht. Dazu schauen wir uns Inas Liste aus dem Krankenhaus an (siehe Seite 133), um sie gemeinsam abzuarbeiten. Auf morgen werden wir sicher nichts mehr verschieben. Wenn wir etwas machen möchten und es sich zeitlich ergibt, dann tun wir es. Nichts mehr aufschieben – das ist unser neues Lebensmotto. Und das wollen wir an dich weitergeben. Tue es, wenn du es kannst. Denke immer an morgen, lerne aus gestern, aber lebe im Jetzt, und natürlich: Mach das, was dich glücklich macht!

Danksagung

Manchmal versuchen wir, das Geschehene als Außenstehende zu betrachten. Dabei merken wir, dass es unvorstellbar ist, wie schwer diese Zeit war. Es war nicht einfach für uns als Paar, als Eltern, als Familie und als Individuen. Nichts davon hätten wir allein durchstehen können. Wir hatten einige großartige Menschen um uns herum, ohne die wir niemals so weit gekommen wären.

Deshalb möchten wir die letzten Zeilen dieses Buches nutzen, um einigen Menschen zu danken. Auch wenn diese vergangene Zeit die härteste unseres Lebens war, ist nicht alles daran schlecht gewesen. Wir haben in dieser Zeit wirklich tolle Menschen kennenlernen dürfen. Außerdem haben wir gemerkt, wie stark unser Zusammenhalt ist und auf wen wir uns verlassen können.

Beginnen wir mit unserer Familie. Wir danken unserer Familie, die jeden Anruf angenommen hat, der unsere Sorgen nie zu viel wurden und die uns jeden einzelnen Tag mit allem unterstützt hat. Wir können nur erahnen, wie schwer es auch für euch gewesen sein muss, uns so zu sehen. Zu sehen, wie verzweifelt und ratlos wir sind. Man kennt es nur aus Filmen, wenn sich alle im Krankenhaus auf der Intensivstation treffen. Wir wünschten, uns als Familie wäre all das erspart geblieben. Wir haben versucht, uns eine gute Zeit in der Kantine zu machen, zu lachen, nicht zu sehr zu weinen ... Trotzdem war dieser Schleier, der Schleier der Realität, immer über uns, der uns daran erinnert hat, was wir als Familie hier gerade durchstehen. Deswegen danke, dass ihr für uns da seid – in jeder noch so brenzligen und unangenehmen Situation. Ein großes Danke geht auch noch an ein bestimmtes Familienmitglied – an Nessis Mama. Als Ina den Schlaganfall hatte, hat sie ihr versprochen, dass sie sich keine Sorgen um Nessi und die Geburt machen soll. Dieses Versprechen hat sie niemals gebrochen, und sie ist eine großartige Mutter, Schwiegermutter und Oma.

Danke an unsere wundervolle Tochter, die es geschafft hat, uns in dieser dramatisch schweren Zeit trotzdem ab und zu ein Lächeln ins Gesicht zu zaubern. Du hast uns beiden den wichtigsten Grund zum Kämpfen gegeben. Du warst noch so unfassbar klein und zerbrechlich. Liebste Liv, du bist noch so klein, aber hast schon so Großes vollbracht – deine beiden Mamas lieben dich von ganzem Herzen und werden dir nie vergessen, dass du uns gerettet hast. Wir hatten immer große Angst, dir zu viel zuzumuten, aber wollten dir ja nie etwas vorspielen. In deinen jüngsten Jahren mussten wir da leider als kleine Familie durch. Wir konnten es dir nicht ersparen, uns weinend und verzweifelt zu sehen. Du bist zu einem Zeitpunkt gekommen, an dem wir noch nicht wussten, wie sehr wir dich brauchen werden und wie stark du uns machen wirst.

Danke an euch da draußen! Ihr als Community habt nie aufgehört, hinter uns zu stehen, und seid mit uns die Reise gegangen. Diese plötzliche Veränderung hat uns auch auf Social Media vor enorme Herausforderungen gestellt. Wir wussten nicht, wie es weitergehen soll, wann und ob Ina je wieder zurückkommt und kommen kann, und ihr als zweite riesige Familie habt uns den richtigen Weg gezeigt. Ihr wart immer da, habt unsere neuen Inhalte zu schätzen gewusst, uns Feedback gegeben und uns nicht einfach vergessen.
Danke, dass ihr uns weiterhin auf unserem Weg begleitet und uns unterstützt, auch wenn unser Leben sich verändert hat. Wir sind dankbar für

euren Support! Er gibt uns nach wie vor jeden Tag Ansporn und Mut, weiterzumachen und zu kämpfen. Hört bitte niemals damit auf!

Danke an unseren besten Freund. Du hast einen sehr besonderen Platz in unseren Herzen, und wir wissen dich und jeden deiner Schritte sehr zu schätzen. Ohne dich würden wir nicht einmal dieses Buch schreiben. Danke, dass du immer für uns da bist.

Danke an unsere Freund*innen. Diese chaotische Zeit und die vielen Tränen sind auch an euch nicht spurlos vorbeigegangen. Danke, dass ihr stark gewesen seid, um für uns da zu sein. Wir lieben euch von ganzem Herzen.

Danke an Inas Ärzt*innen und an das Pflegepersonal. Danke, dass ihr Inas Leben gerettet habt, ohne eine Sekunde darüber nachzudenken – auch als es kritisch um sie stand. Danke, dass ihr immer ein offenes Ohr gehabt und Ina nicht nur wie eine Nummer behandelt habt. Wir haben uns wirklich gut aufgehoben gefühlt. Danke an alle Therapeut*innen, die Inas Kampfgeist gesehen und immer an sie geglaubt haben, als viele sie schon aufgegeben hatten. Ein besonderer Dank geht an Frau Dr. med. Marie Diederichs. Danke für Ihren unermesslichen Einsatz und dafür, dass Sie sich Zeit für die Gastbeiträge in diesem Buch genommen und Ihr Wissen beigesteuert haben.

Und auch ein Danke an alle anderen Menschen, die uns begleitet haben und weiterhin begleiten werden. Wir glauben, dass ihr wisst, wie wichtig ihr uns seid. Und falls nicht: Danke, dass du da und Teil unserer Geschichte bist.

Eure Nessi und Ina

ANLAUFSTELLEN

Stiftung Deutsche Schlaganfall-Hilfe

www.schlaganfall-hilfe.de

Die »Stiftung Deutsche Schlaganfall-Hilfe« engagiert sich in Prävention, Akutversorgung, Rehabilitation und Nachsorge von Schlaganfällen. Sie ist führend in der Aufklärungsarbeit, betreut über 350 Selbsthilfegruppen und unterhält mehr als 340 zertifizierte Stroke Units. Mit ehrenamtlichen Expert*innen und innovativen Projekten verbessert sie kontinuierlich die Versorgung und Unterstützung für Betroffene.

Schlaganfallbegleitung

www.schlaganfallbegleitung.de

Die gemeinnützige Organisation »Schlaganfallbegleitung« engagiert sich in der digitalen Aufklärung über Schlaganfälle durch verständliche audio-visuelle Inhalte. Ziel ist die Prävention und Unterstützung Betroffener und Angehöriger. Über die Website können Nutzer*innen auch direkt Kontakt aufnehmen und Videosprechstunden vereinbaren, unterstützt durch eine Kooperation mit dem Neurozentrum Ravensburg.

Das Schlaganfall Forum

www.schlaganfall-portal.de/forum.htm

»Das Schlaganfall Forum«, ein Service von www.schlaganfall-info.de, bietet eine Plattform für Menschen, die von einem Schlaganfall betroffen sind. Hier können sie Erfahrungen austauschen, Informationen über Rehabilitation und Pflege erhalten und Kontakte für gemeinsame Freizeitaktivitäten knüpfen. Dieses Forum dient als wertvolle Ressource zur Unterstützung und Vernetzung der Betroffenen.

Über Coupleontour

Mit über vier Millionen Follower*innen auf TikTok und über zweiein-
halb Millionen Fans auf Instagram gehören Vanessa und Ina mit ihrem
Pärchen-Account »Coupleontour« zu den beliebtesten LGBTQ+-Influ-
encer*innen. Die beiden sind Mitte 20, leben in Berlin, sind verheiratet
und haben eine Tochter. Mit ihren Fotos und Videos setzen sie sich gegen
Diskriminierung ein und ermuntern täglich dazu, zu sich und der eigenen
Sexualität zu stehen, sich selbst zu lieben und niemanden für ihre*seine
Sexualität zu verurteilen.

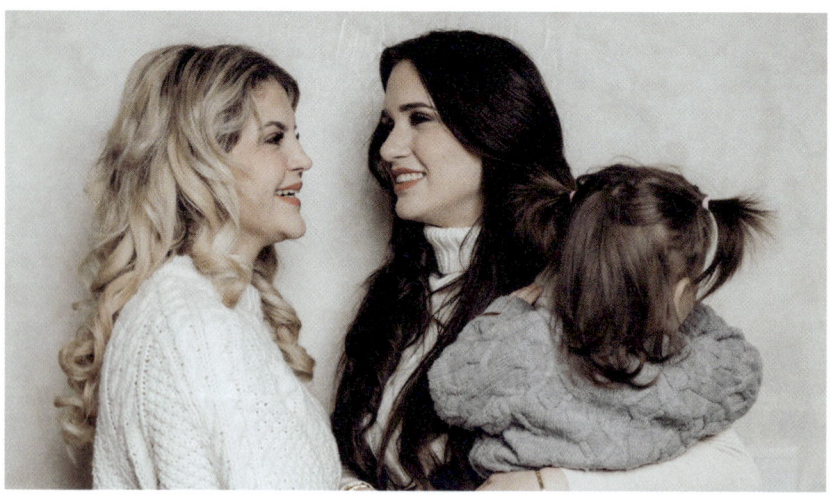

QUELLENANGABEN

Der FAST-Test: https://www.schlaganfall-hilfe.de/de/verstehen-vermeiden/schlaganfall-erkennen/fast-test – Buchseiten 26/27

Folgen eines Schlaganfalls: https://www.schlaganfall-hilfe.de/de/verstehen-vermeiden/folgen-eines-schlaganfalls – Buchseiten 72/73

Gehirn: https://www.netdoktor.de/anatomie/gehirn – Buchseiten 38/39

Lebenserwartung und Prognose nach einem Schlaganfall: https://schlaganfallbegleitung.de/wissen/lebenserwartung-schlaganfall – Buchseiten 36/37 & 110

Schlaganfall – Zahlen, Daten, Fakten: https://schlaganfallbegleitung.de/wissen/schlaganfall-fakten – Buchseiten 36/37

So können Sie dem Schlaganfall vorbeugen: https://www.schlaganfall-hilfe.de/de/verstehen-vermeiden/risiken-erkennen-und-vermeiden/tipps-zur-vorsorge/allgemein – Buchseite 74

Was sind die wichtigsten Risikofaktoren?: https://schlaganfallbegleitung.de/risikofaktoren/risikofaktoren – Buchseite 74

Wie funktioniert das Gehirn?: https://www.stiftung-gesundheitswissen.de/gesundes-leben/koerper-wissen/wie-funktioniert-das-gehirn – Buchseiten 38/39

Alle Internetseiten wurden im April 2024 abgerufen.

Begleite Coupleontour auf ihrer Reise!

In ihrem Ratgeber »Love on Tour« erzählen Ina und Vanessa dir ihre ganz persönliche Geschichte. Schon früh merkten die beiden, dass sie sich zum gleichen Geschlecht hingezogen fühlten. Aus Angst hielten sie ihre Beziehung anfangs geheim. Sie nehmen dich in ihrem Buch mit auf die Reise zu sich selbst, erzählen vom absurden Gefühl, nicht normal zu sein, und davon, sich einzugestehen, in eine Frau verliebt zu sein. Außerdem berichten sie vom großen Glück der Liebe und dem unglaublichen Mut, zu sich selbst zu stehen. Ihre persönliche Geschichte wird von zahlreichen Fakten, Informationen und Tipps rund um die Themen Toleranz, Selbstakzeptanz und

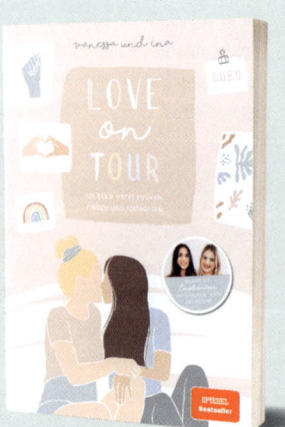

Geschlechtsidentität begleitet. Auf Aktivseiten kannst du deine Gedanken und Gefühle mitteilen und dich ganz individuell mit dem Thema auseinandersetzen.

Love on Tour
Ein Buch übers Suchen, Finden und Festhalten
192 Seiten, Softcover
ISBN: 978-3-96096-161-1

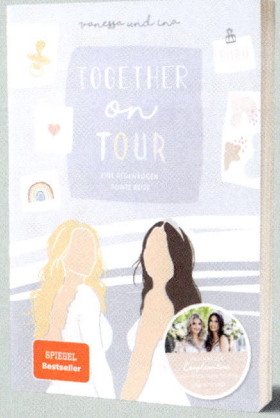

Together on Tour
Eine regenbogenbunte Reise
192 Seiten, Softcover
ISBN: 978-3-96096-233-5

Vanessa und Ina haben sich zwei ihrer größten Lebenswünsche erfüllt: Die beiden haben eine traumhafte Hochzeit gefeiert und erwarten nun freudig ihr erstes Kind. Was für das lesbische Paar noch vor wenigen Jahren kaum denkbar gewesen wäre, rückt nun in greifbare Nähe. Doch bis dahin war es ein langer Weg. Welche Hindernisse, Herausforderungen und Überraschungen die beiden als gleichgeschlechtlich Liebende mit Kinderwunsch erlebt haben, teilen sie in ihrem zweiten Buch »Together on Tour«. Es enthält neben Vanessas und Inas Geschichte originale Chatverläufe und Tagebucheinträge der beiden. Am Ende jedes Kapitels findest du spannende Fakten, Tipps, Inspirationen und Reflexionsaufgaben, in denen du das Gelesene reflektieren kannst. Ein spannender Einblick in die Geschichte einer Regenbogenfamilie und ein inspirierender Mutmacher für alle Menschen aus der LGBTQ+-Community.

IMPRESSUM

Hope on Tour

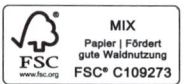 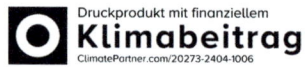

1. Auflage

© 2024 Community Editions GmbH
Weyerstraße 88–90
50676 Köln

Text: Coupleontour (Vanessa und Ina)
Layout, Design & Satz: BUCH & DESIGN Vanessa Weuffel
Illustrationen: BUCH & DESIGN Vanessa Weuffel
Projektleitung: Sarah Völker
Lektorat: Bettina Bergmann

Abbildungsnachweis:
Aylin Beker: Coverfoto, S. 179, S. 188
Coupleontour: S. 132
PrimeMockup – stock.adobe.com: S. 101

Gesetzt aus der Mixta Pro von Rodrigo Fuenzalida und der Nobel von Tobias Frere-Jones

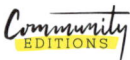

Gesamtherstellung: Community Editions GmbH

ISBN 978-3-96096-430-8

Druck: Druk Intro, ul. Świętokrzyska 32, 88-100 Inowrocław, Polen
Printed in Poland

www.community-editions.de